守护健康——

学会吃！快速调理
肾病

胡维勤 ◎主编

黑龙江科学技术出版社
HEILONGJIANG SCIENCE AND TECHNOLOGY PRESS

图书在版编目（ＣＩＰ）数据

学会吃！快速调理肾病 / 胡维勤主编. -- 哈尔滨：
黑龙江科学技术出版社，2018.1
　（守护健康）
　ISBN 978-7-5388-9433-2

　Ⅰ. ①学… Ⅱ. ①胡… Ⅲ. ①肾疾病－食物疗法
Ⅳ. ①R247.1

中国版本图书馆CIP数据核字(2017)第304468号

学 会 吃 ！ 快 速 调 理 肾 病
XUE HUI CHI! KUAISU TIAOLI SHENBING

主　　编	胡维勤
责任编辑	梁祥崇
摄影摄像	深圳市金版文化发展股份有限公司
策划编辑	深圳市金版文化发展股份有限公司
封面设计	深圳市金版文化发展股份有限公司
出　　版	黑龙江科学技术出版社
	地址：哈尔滨市南岗区公安街70-2号　邮编：150007
	电话：（0451）53642106　传真：（0451）53642143
	网址：www.lkcbs.cn
发　　行	全国新华书店
印　　刷	深圳市雅佳图印刷有限公司
开　　本	685 mm×920 mm　　1/16
印　　张	13
字　　数	180千字
版　　次	2018年1月第1版
印　　次	2018年1月第1次印刷
书　　号	ISBN 978-7-5388-9433-2
定　　价	39.80元

目录 CONTENTS

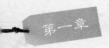 **预防肾病，从日常点滴做起**

第一章

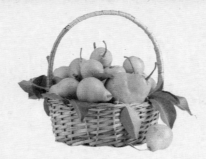

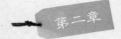第二章
17 种常见肾病的调养

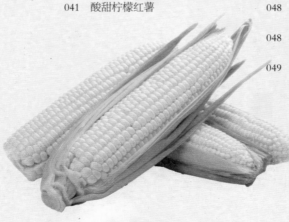

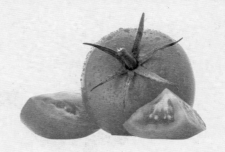

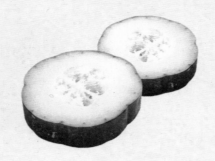

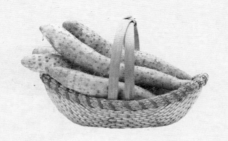

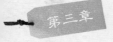

第三章

选对 36 种补肾食物

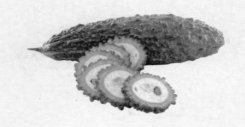

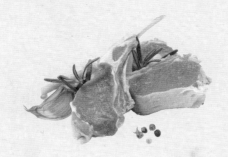

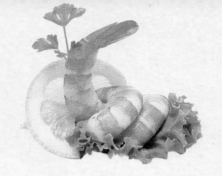

第四章 选对 21 种补肾中药材

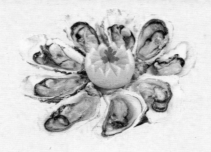

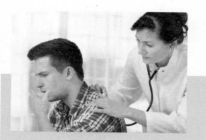

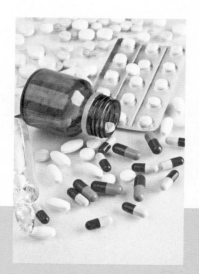

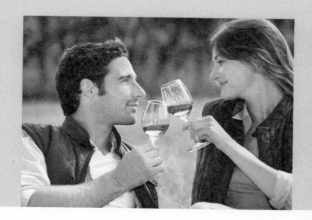

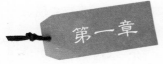第一章

预防肾病，
从日常点滴做起

肾对人体有着举足轻重的作用。肾脏一旦出现问题，就会累及全身，出现各种健康问题。要想预防肾病，首先要对肾脏及肾病有一个正确且充分的认识。这样不仅可以让您更加从容地应对疾病，而且还能避免走入预防和治疗上的盲区，从而更好地指导自己的日常生活，远离肾脏疾病。

关注肾脏健康

中医认为，肾为先天之本，是藏精之脏，主管人体的生长、发育与生殖。西医认为，肾脏是人体泌尿系统的重要器官，具有清除体内代谢废物、毒物，调节体内水平衡等作用。尽管中西医对肾的认识不同，但不可否认肾脏在维持人体健康中的重要作用。

1. 肾的位置及形态

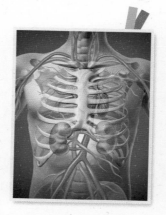

肾脏位于脊柱两侧，紧贴腹后壁，居腹膜后方。左肾上端平第11胸椎下缘，下端平第2腰椎下缘；右肾比左肾低半个椎体。

肾脏为成对的扁豆状器官，呈红褐色，长10～12厘米，宽5～6厘米，厚3～4厘米，重120～150克；可分为内、外侧两缘，前、后两面和上、下两端。肾的外侧缘隆凸；内侧缘中部凹陷，称肾门，是肾盂、血管、神经、淋巴管出入的门户，这些出入肾门的结构，被结缔组织包裹，合称肾蒂。由肾门凹向肾内，有一个较大的腔，称肾窦。肾窦由肾实质围成，窦内含有肾动脉、肾静脉、淋巴管、肾小盏、肾大盏、肾盂和脂肪组织等。

2. 肾脏的功能

肾脏是泌尿系统的组成器官之一，又是维持人体正常生命活动的重要器官，肾脏的主要功能体现在以下几个方面。

◆ 调节体内水平衡

肾脏通过生成尿液来帮助人体维持体内水平衡。尿的生成来源于血浆，通过肾小球的滤过、肾小管的重吸收、肾小管的排泄和分泌这三个过程来完成。在这三个过程中，除了生成尿液以外，肾脏同时根据体内水分的多少对尿量进行调节，从而保持水的平衡，维持人的正常生活。

◆ 排出代谢废物、毒物和药物

人体在新陈代谢时会产生的废物，其中一小部分由胃肠道排泄外，绝大部分由肾脏排出体外。此外，肾脏还能把进入体内的一些有毒物质排出体外。有些化学药品需经由肾脏排泄，所以某些化学药品中毒还会损害肾脏。

◆ 调节酸碱平衡

肾脏通过排出酸性物质、回收碱性物质的方式来调节人体体内的酸碱平衡，还可通过控制酸性和碱性物质的排出量来维持酸碱平衡。

◆ 分泌激素

肾脏分泌的血管活性激素、肾素、前列腺素，通过影响血管紧张素 II 的生成而发挥调节血压和水盐代谢的作用。同时，肾脏还能降解许多内分泌激素，如胰岛素、胃肠激素等。

3. 自测肾脏的健康状况

判断肾脏是否健康，主要是以定期进行的健康体检为主，并结合自身的症状在医生的指导下进行科学的评估。那么，在生活中如何自行观察自己的肾脏是否健康呢？不妨先来回答以下几个问题：

- ● 正常饮水情况下，是否夜尿3次以上？
- ● 洗头时，头发是否会大量脱落？
- ● 在不提重物的情况下，走到三楼就会感到两腿无力吗？
- ● 是否存在排尿无力、淋漓不尽？
- ● 在一杯清水中倒入少量尿液，水是否仍然清净？
- ● 早晨起床，眼睛是否水肿？
- ● 是否总想闭目养神，注意力不集中？
- ● 坐着看电视，两小时就会感到腰酸吗？
- ● 做饭时，站立超过1小时就会感到腿发软吗？
- ● 是否总感到有困意却睡不着，或者好不容易睡着又容易醒？

评析：如果您回答"是"不超过3个，肾功能基本处于健康状态，应继续保持良好的生活习惯；回答"是"为3~5个，表明最近熬夜较多，容易出现倦态，不可掉以轻心；回答"是"为5~7个，说明您有很多有害于肾脏的生活习惯，应引起重视；回答"是"在7个以上，那么，您的肾脏已受到损害，应尽快去医院就诊。

透视肾病

肾病，是多种肾脏病症的统称，具有发病率高、并发心血管病概率高、死亡率高、知晓率低、防治率低、并发心血管病的认知率低的特点。谈及肾病，您知道它是怎么发生的吗？肾病有哪些危险"信号"？肾病与高血压、糖尿病的关系，您清楚吗？

1. 肾虚是肾病吗

有些人，尤其是中年人一旦出现腰酸腿疼、夜间尿频等症状，就认为自己是"肾虚"，进而认为肾脏有病，忧心忡忡。然而，相关检查却找不出肾脏异常。肾病和肾虚到底是怎么回事？肾虚是肾病吗？

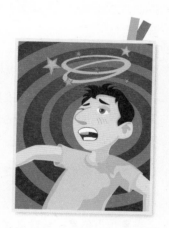

其实，中医讲的"肾虚"与西医讲的肾病是两回事，两者在生理、病理上的含义都不同。中医认为，"肾虚"广义上是指机体整体功能的低下，包括肾阳虚和肾阴虚。肾阳虚的主要表现有腰酸、四肢发冷、畏寒，甚至还有水肿、性功能减退；肾阴虚的主要表现有腰酸、燥热、盗汗、虚汗、头晕、耳鸣等。而西医学中的肾是人体一个重要器官，肾病是指肾这个器官不健康，如患有肾炎、肾结石、肾衰竭、肾肿瘤等疾病。肾病常常会出现泡沫尿（蛋白尿）、血尿、少尿、水肿、贫血、高血压、尿频、尿急、尿痛等一种或多种症状。

尽管肾病和肾虚有着本质的区别，但两者又有许多内在联系。肾病患者多存在肾虚。其中，肾病综合征患者多为肾气虚，尿毒症患者肾阴虚、肾阳虚都有。

2. 哪些人群更容易得肾病

肾病是近年来常见的疾病之一，严重影响到患者正常的工作和生活。据专家介绍，其实容易患肾病的人是有章可循的，总的来说主要有以下几种类型的人更易患肾病。

◆有肾病家族史者

研究表明，除了一些先天性的肾脏病外，很多慢性肾脏病都有家族聚集倾向。

相对于没有肾脏病家族史的人，家庭成
员中有肾脏病史的人患肾病的概率要升高
5~8倍。

◆中老年人

随着年龄的增长，肾脏功能会慢慢衰
退，再加上老年人患高血压、糖尿病的概
率也较高，一旦预防和治疗不当极易并发
肾病。

◆高血压患者

高血压患者患肾病的概率高于一般
人群。长期高血压可造成肾小球内高压和
血管硬化，导致肾缺血、肾小球硬化等，
表现为患者尿白蛋白排泄率增加、夜尿增
多，严重者可引起肾功能减退。

◆糖尿病患者

20%~40%的糖尿病患者有可能发展
为糖尿病肾病，且中老年糖尿病患者或病
程在5年以上的糖尿病患者患肾病的概率
更高。因此，糖尿病患者除了需要积极监
测与控制血糖外，还应定期检查尿微量白
蛋白，以便早期发现糖尿病肾病，并进行
干预和治疗。

◆病毒性肝炎患者

肝炎病毒损害肝脏，但它也可以引起
肾脏病，医学上称之为"肝炎病毒相关性
肾炎"。

◆患免疫性疾病者

患有自身免疫性疾病，如系统性红斑
狼疮、类风湿性关节炎、强直性脊柱炎和
血管炎等，都会引起肾脏病，且这种情况
在年轻女性中较为多见。

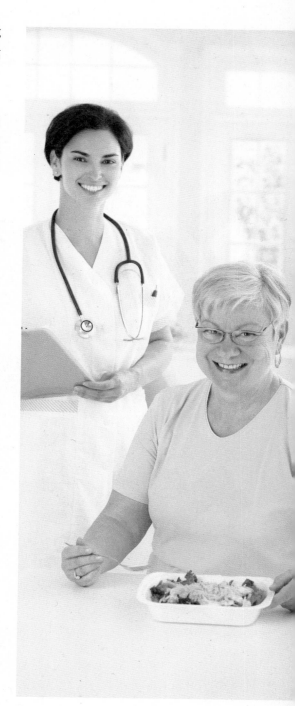

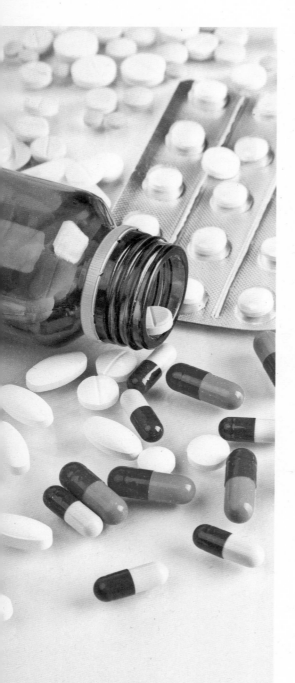

◆滥用药物者

药物代谢后主要通过肾脏排泄，长期滥用药物，会导致药物残留在肾脏，进而损害肾脏健康。另外，服用氨基苷类抗生素（如庆大霉素、卡那霉素）、磺胺药（如复方新诺明）、解热镇痛药(如布洛芬、扑热息痛)、利水药（如甘露醇）或含马兜铃酸的药物（如马兜铃、天仙藤、青木香、寻骨风、朱砂莲、细辛）等都会对肾脏造成不同程度的损害。而且，长期滥用药物者更易患肾病。

◆肥胖人群

肥胖者患肾病的概率比一般人高50%。这是因为肥胖人群往往更容易患高血压、高血糖（糖尿病）、高脂血症、高尿酸等疾病，而这些疾病都会给肾脏代谢造成极大的负担，进而损害肾脏。

◆生活习惯不良者

吸烟、饮酒过量，也会加重肾脏负担，损伤肾脏；经常憋尿，尿液长时间潴留在膀胱内会繁殖细菌，易导致尿路感染和肾盂肾炎。

以上这些人群在日常生活中一定要多留意自己的身体，定期进行健康检查，不要等病情严重才引起重视。

3. 肾病的诊断依据有哪些

尽管肾脏的功能强大，但它也是一个脆弱的器官。据调查显示，我国慢性肾病的发病率正逐年上升，城市中每10人就有

1例肾病患者，因此，我们应该时刻留意肾脏发出的"维修"信号，以便及早防治。

◆ 肾病的常见症状

①水肿。水肿是肾病的常见症状，轻者表现为眼睑和面部水肿，重者全身水肿或并发有胸腔积液、腹水等。

②高血压。由肾病引起的高血压与其他高血压一样，也会出现头痛、头昏、眼花、耳鸣等症状。

③腰痛。肾炎、肾囊肿、肾结石、肾病综合征等患者常常伴有不同程度的腰部不适和腰酸、腰疼等症。

④尿量过少或过多。尿量过多指24小时尿量大于2500毫升或每分钟大于2毫升，过少指24小时尿量少于400毫升。无论尿量过多或过少都与肾功能异常有关，尤其是夜尿量增加更应引起重视。

◆ 肾病的检查项目

当怀疑自己有肾病时，应到肾病科门诊就诊，通过肾功能、尿常规、血常规、双肾B超检查，初步诊断是否患有肾病。

①肾功能检查。很多肾病起病较隐匿，早期无明显症状，常规肾功能检测能反映病人的肾脏功能状况，为判断疾病的发展变化和正确治疗提供有价值的依据。检查项目主要有尿量、血肌酐、血尿素氮和尿肌酐。

血肌酐：血肌酐（在不受饮食、高代谢等肾外因素的影响下）结合病人的年龄和体重，评价肾小球功能。如果血液中的肌酐浓度高于正常值，就说明肾脏清除废物的能力下降了。

血尿素氮：排除膳食中蛋白质的影响，如果肾功能受损，清除尿素的能力自然就会下降，血液中的尿素堆积，血尿素氮水平就会升高。

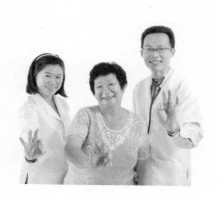
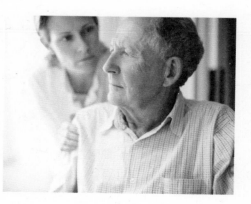

尿肌酐：尿液中的肌酐主要来自血液。血肌酐经肾小球滤过后随尿液排出体外，肾小管基本上不吸收而且分泌很少。肾衰竭时由于肾单位受损，肾脏排出尿肌酐的能力降低，一旦得到及时有效的治疗，肾功能开始恢复，排出的尿肌酐就会增多。

②尿常规检查。尿液异常是肾脏病的主要表现之一。在大多数情况下，常规的尿液分析检测就能说明问题。尿常规检查内容包括尿色、透明度、酸碱度、细胞（包括红细胞、白细胞、上皮细胞）、管型、蛋白质、尿比重及尿糖定性。

尿常规检查的正常数值和异常数值表（√为正常，× 为异常）

酸碱度	pH值在5.5～7.5为正常情况	√
	pH值过高，表明呈碱性尿，肾小管酸化功能失调	×
细胞	尿中可偶见红细胞，离心沉淀后每高倍镜视野不超过3个；尿中有少数白细胞存在，离心尿每高倍镜视野不超过5个；有时可发现少数脂肪变性的小圆形上皮细胞	√
	尿中出现多量红细胞，则可能是肾脏出血、尿路出血、肾充血等原因所致；尿中含有大量白细胞，表示泌尿道有化脓性病变，如肾盂肾炎、膀胱炎及尿道炎等；尿中上皮细胞增多，则可能是肾小球肾炎所致	×
管型	尿液中没有管型，或偶见少数透明管型，仅含有极微量的白蛋白	√
	尿液中出现1个管型，则说明有肾病。其中，颗粒管型表示肾小管和肾小球有炎症或变性；红细胞管型常见于链球菌感染后肾炎、急进性肾炎等；脂肪管型常见于急性或慢性肾功能衰竭	×
蛋白质	每日排出蛋白质量为40～80毫克，最多100～150毫克，呈阴性	√
	每日排出蛋白质量超过150毫克，则为病理性蛋白尿	×
尿比重	1.010～1.020，比重正常	√
	1.010以下，水分过多；1.020以上，缺少水分，尿液浓缩	×
尿糖定性	每日尿内含糖量为0.1～0.3克，最高不超过0.9克，呈阴性	√
	尿糖阳性多见于慢性肝脏病、糖尿病及甲状腺功能亢进等疾病	×

4. 肾病和高血压是什么关系

肾病与高血压有着极为密切的联系，常常"形影不离"。肾脏是调节体液的主要器官，当肾脏功能正常时，分泌激素，调节血压；当肾小球过滤下降时，水分和盐的滤出会受到阻碍，造成体液增加，进而使血压升高。

长期高血压可造成肾小球内高压和血管硬化，会造成毛细血管壁的损害和硬化，引起肾脏缺血、肾小球硬化等，表现为患者尿白蛋白排泄率增加、夜尿增多，严重者可引起肾功能减退。因此，肾病患者应积极控制血压，而高血压患者则需定期检查肾功能。

5. 为什么说肾病和糖尿病是"两姐妹"

糖尿病对肾脏的损害是一个与遗传缺陷，糖类、蛋白质、脂肪代谢异常，以及内分泌失调等因素密切相关的复杂过程。一方面，长期过高的血糖易使肾小球、肾小管遭到严重的破坏；另一方面，糖尿病患者容易继发各种感染，而反复发生的泌尿系统感染可造成肾皮质坏死。

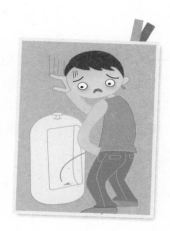

肾脏功能减弱，胰岛素代谢速度也会变缓。同时，肾脏对药物的代谢和排出能力减弱，进一步增加肾脏的负担，由药物积累引起低血糖的机会也就增多，使糖尿病的危害进一步加重。

6. 病毒性肝炎与肾病有什么联系

肝脏及肾脏作为人体最重要的代谢和排泄器官，在发病机制上有着密切的关系，肝病可引起肾脏损害，肾脏病变也可继发肝病。病毒性肝炎与以下肾病有着密切的关系：

①乙型肝炎病毒相关性肾小球肾炎。这是由乙型肝炎病毒直接或间接诱发的肾小球肾炎，主要表现为肾病综合征，还可表现为隐匿型肾小球肾炎或慢性肾功能不全。

②肝硬化性肾小球损害。女性肝硬化患者出现肾小球病变的概率较高。肝硬化患者通常有肝硬化症状和体征，部分患者有轻度蛋白尿，晚期可有高血压或出现大量蛋白尿，甚至发生肾病综合征。

什么是肾虚

1. 什么是肾虚

中医认为，肾为先天之本，肾中阴精是一身阴液的总源。肾虚指肾脏精气阴阳不足。肾虚的种类有很多，其中最常见的是肾阴虚、肾阳虚。

肾阴虚在临床上多表现为：腰膝酸软、两腿无力、眩晕耳鸣、失眠多梦，男子阳强易举或阳痿、遗精，妇女经少经闭，或见崩漏、形体消瘦、潮热盗汗、五心烦热、咽干颧红。

肾阳虚在临床上多表现为：神疲乏力、精神不振、活力低下、易疲劳，畏寒怕冷、四肢发凉、身体发沉，腰膝酸软、腰背冷痛、筋骨痿软，性功能减退、阳痿、早泄、易患前列腺炎等，小便清长、余沥不尽、尿少或夜尿频多，听力下降或耳鸣、记忆力减退、嗜睡、多梦、自汗，易患腰痛、关节痛等。

当人发生肾虚时，无论肾阴虚还是肾阳虚，都会导致人的免疫能力降低，而肾脏的微循环系统亦会发生阻塞，肾络呈现不通。所以对于肾虚的治疗应防治结合。

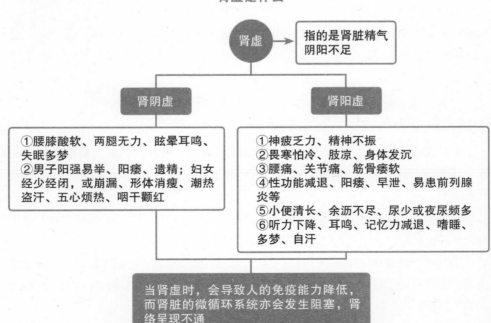

肾虚是什么

2. 为什么会肾虚

肾虚是肾脏精气阴阳不足所产生的，如腰脊酸痛、头晕耳鸣、疲乏无力、失眠健忘、脱发、遗精阳痿、男子不育、女子不孕、更年期综合征等多种病症的综合概念。

关于肾虚形成的原因见下表：

●先天不足 肾为先天之本，藏有先天之精，父母精血不足，多导致子女肾虚	●情志失调 若七情失调、情志过激、悲伤过度等，都很容易导致肾虚
●生活无节 饮酒、吸烟、作息没有规律，过度劳累，都会损伤肾脏致使肾虚	●房事过劳 性生活过于频繁、过度手淫，均可直接损伤人体的肾精，造成肾虚
●药物作用 很多药物对肾脏会造成不同程度的损伤，尤其是不正确地使用抗生素类、中药类、激素类药物时，可直接损伤肾脏。而长期滥用保健品、壮阳药等，也会造成伤肾的严重后果。而食物中的农药、化肥，也会直接损伤人体的肾脏	●外邪犯肾 湿热疫毒、瘀血湿浊、淋浊结石等外邪，都可导致肾脏受到损害。即现代医学所说的肾炎、泌尿系感染、肾结石、上呼吸道感染等都会破坏人体的肾脏。因此，外邪犯肾也是引起肾虚的重要原因
●压力过大 现代社会竞争激烈，多数人承受着巨大的身心压力，感到身心俱疲、精力衰退，出现食欲不振、疲乏无力、失眠、健忘、暴躁、神经衰弱等肾虚症状	●年老体弱 人到中年以后，体内的肾精自然减少，这是生长壮老的自然规律，但自衰的早晚程度、快慢速度，又取决于体质的强弱和平时养生调摄是否得当
●现代污染 空气污染、食品污染、核磁辐射、噪声等使许多毒素淤积在人体内，威胁着人类的健康，如食品中的激素样物质过多，食用后相当于口服了激素，致使人体肾上腺分泌功能降低或者不分泌激素，久而久之会导致肾上腺出现问题	●久病伤肾 当某一脏或某一腑发生病变时，除了表现本脏的证候外，而且在一定的条件下，还可影响其他脏而出现病症。而肾为五脏之首，若其他器官长期处于病变状态也可能牵连肾脏，造成肾虚

人的生长、发育、生殖和衰老都与肾精的盛衰有密切的关系。

人在出生时，从父母那里获得了先天之精，出生后从食物中吸取精华以补充先天之精。从幼年开始，肾精逐渐充盛。到青壮年时期，肾精进一步充盛，则体壮实、筋骨强健。到了中老年阶段，肾精衰退，形体也逐渐衰老，全身筋骨运动不灵、齿摇发脱。

步入40岁，精力会由充沛走向减弱，这是自然衰老现象，也是肾脏自然衰老的表现，称为生理性肾虚。

如果肾藏精功能失常就会导致性功能异常，生殖功能下降，影响生殖能力，引起各种肾虚症状。

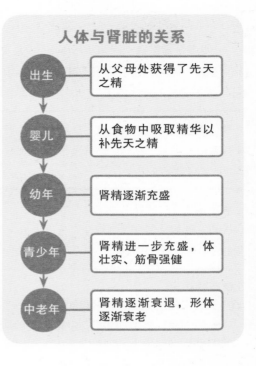

人体与肾脏的关系

出生	→	从父母处获得了先天之精
婴儿	→	从食物中吸取精华以补先天之精
幼年	→	肾精逐渐充盛
青少年	→	肾精进一步充盛，体壮实、筋骨强健
中老年	→	肾精逐渐衰退，形体逐渐衰老

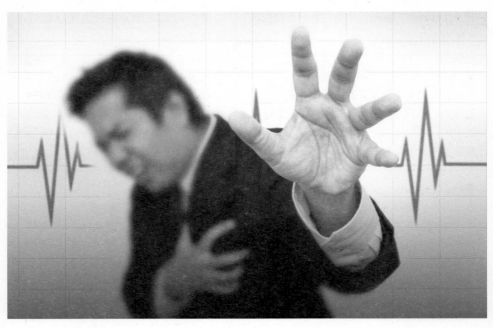

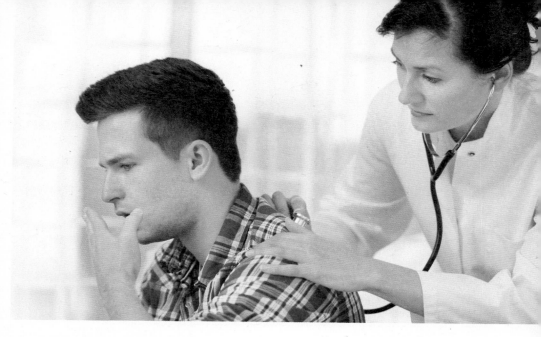

3. 肾虚的典型症状有哪些

类型	具体症状
泌尿方面	尿频、尿急、小便清长等症状
脑力方面	记忆力下降、注意力不集中、精力不足、工作效率降低
性功能方面	①男子性欲降低、阳痿、遗精、滑精、早泄、精子减少或精子活动力减低、不育 ②女子子宫发育不良、卵巢早衰、闭经、月经不调、性欲减退、不孕等
意志方面	工作缺乏自信和热情，生活缺少激情、目标和方向
情志方面	情绪不佳、头晕、易怒、烦躁、焦虑、抑郁等
身体状况方面	①早衰、健忘、失眠、食欲不振 ②骨骼与关节疼痛、腰膝酸软、不耐疲劳、乏力 ③视力减退、听力衰减、脱发或须发早白、牙齿松动易落 ④容颜早衰、黑眼圈、肤色晦暗无光泽，肤质粗糙，干燥，出现皱纹、色斑，肌肤缺乏弹性 ⑤嗓音逐渐粗哑，女性乳房开始下垂，腰、腹脂肪堆积 ⑥男性早秃

4. 测一测你是否肾虚

肾虚已经成为人们非常关注的一个健康问题，肾好与不好都与每个人的健康息息相关；因为肾是先天之本，所以养生首先必须要养好肾。

下面这个测试可以帮助你对自己的肾功能做一个粗略的判断。

如果下面的选项"√"超过3个，那你就很可能是肾虚了，也就要认真地对待自己的健康了。

症状	问题	是（"√"）	否（"×"）
尿频	你是否在正常饮水情况下会夜尿3次以上，且小便时无力，有淋漓不尽的感觉？		
腰痛	你是否有过腰痛的情况，并且会经常复发，一旦劳累或者遇到阴雨天腰痛的症状会加重？		
畏寒肢冷	你是否会因为天气的变化而觉得手脚冰凉，觉得自己很怕冷？		
疲乏无力	你是否经常感到疲乏无力，不想说话，总想闭目养神，精神不能集中，工作有点力不从心？		
便秘	你是否有大便干燥、排便困难的时候呢？		
抵抗力差	你是否经常感冒、发热，觉得自己抵抗力差？		
脱发	你在洗头发的时候，是否会大量掉头发？		
慢性病多	你是否有各种慢性病，例如慢性肾炎、高血压、冠心病、糖尿病等？		
性功能减退	你是否对房事逐渐不感兴趣，或者房事质量不高，或者刚过40岁男性就没有晨勃现象？		
失眠健忘	你是否经常想睡觉，但又睡不着，等到好不容易睡着了，又总觉得没睡好，做事情总是丢三落四？		

5. 肾虚与肾病的关系

中医所说的肾虚不是一个独立的疾病名称。肾虚不是确指肾脏患了一种什么疾病，甚至大部分的肾虚患者，无论是肾脏结构或其他脏器结构都没有发生明显的器质性改变。

中医说的"肾脏"并不是人体的单一内脏。肾藏精、肾主水、肾主骨、肾主纳气、肾开窍于耳、肾司二便等都是肾脏所具有的功能。由此看来，肾脏的功能范围远远超出西医理论的功能范围。如肾藏精是指生命的基本物质是藏于肾的。肾精分先天之精和后天之精，二者结合，储藏于肾，供给人体生长、发育和生殖的需要。

人生长发育到青春期，肾的精气开始旺盛，女子有月经来潮，男子有精液排泄，性功能逐渐成熟，这些都与肾气息息相关。随着人体的衰老，肾的精气逐渐衰减，性功能减退甚至消失。随着人的年纪增大，人体的精气也会不足，此时人体阴阳失衡，就出现了许多相应的症状，就是中医所说的肾虚。

西医所说的"肾脏"则是指人体腰部的器官，人体代谢过程中产生的各种废物都要经过肾脏以尿的形式排泄出去，同时肾脏还有内分泌功能，如参与人体水、电解质和血压的调节，与红细胞的生成有密切的关系等。肾脏会发生器质性的改变，导致肾炎、肾结石、肾结核、肾肿瘤等。这些疾病都和中医的肾虚是完全不同的。

中医的肾虚可以是疾病所致或者是衰老的结果，与西医的肾脏疾病不是一个概念。中医的肾虚只是人体内脏功能失调的概念，而不是指人体的肾脏有了病变。因此，肾虚并不等于肾脏有病。肾病和肾虚之间有着许多内在的联系，如肾病患者多存在肾虚现象。肾虚日久易出现蛋白尿或血尿，甚至肾衰。

肾虚与肾病的关系

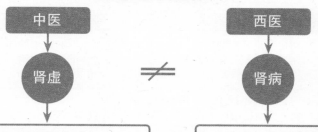

中医 → 肾虚 → 肾虚不是一个独立的疾病名称，而是一组症状，指的是人体内脏功能失调，而非人体的肾脏有了病变

≠

西医 → 肾病 → 人体的肾脏器官发生器质性改变，从而导致一系列疾病，指的是人体解剖上的肾脏产生了病变

男人肾虚如何补肾

1. 男人肾虚有哪些表现

男人肾虚有肾阳虚和肾阴虚两种。

肾阳虚主要表现为畏寒肢冷、神疲乏力、前列腺病、尿频清长、夜尿较多较急，也有的是尿少水肿、腰膝酸软、自汗、阳痿、早泄、性冷、舌质淡、舌苔薄、脉迟缓等。

肾阴虚主要表现为头昏目眩耳鸣、精泄梦遗、阳强易举、内热盗汗、腰膝酸软、失眠多梦、记性不好、五心烦躁、咽干颧红、皮肤干枯、尿少便干、舌红少津、脉细数。

男人肾虚具体有以下几种表现：

名称	具体症状
腰痛	腰痛根本在于肾虚，分为内伤和劳损。内伤一般由先天不足、久病体虚或疲劳过度所致，轻者难以弯腰或直立，重者出现足跟疼痛、腰部乏力等症。劳损指体力负担过重，或长期从事同一固定姿势的工作，久之损伤肾气，导致肾精不足
尿频尿急	一般夜尿次数在2次以上，或尿量超过全日的1/4，严重者夜尿一小时一次，尿量接近或超过白天尿量，多因肾虚所致
失眠多梦	肾脏受到损伤，会导致难以入眠或者失眠，或容易被梦境困扰，频繁做梦，严重影响了人的睡眠质量
畏寒肢冷	"畏寒"指怕冷、怕风吹等；"肢冷"指四肢冰冷，甚至冷至肘、膝关节，可伴随腰膝酸痛、神疲倦卧、少气懒言、口淡不渴等症
头晕耳鸣	表现为眼睛发花、天旋地转、恶心呕吐等，且头晕者常伴有耳鸣，妨碍听觉，长久下去，甚至会导致耳聋。
身体功能减退	肾精化生出肾阴和肾阳，对五脏六腑起到滋养和温煦的作用。肾阴和肾阳在人体内相互依存、相互制约，维持人体的生理平衡，一旦平衡遭到破坏就会发生病变，出现阳痿、早泄、滑精等症
哮喘	若因肾虚而不能纳气，就会引起喘息气短、呼多吸少，会感到难以畅快呼吸。严重的情况下，伴随气喘还可能出现喘气加重、冷汗直冒等症状
便秘	便秘者常因排便困难出现肛裂、痔疮等症，影响工作、生活。虽然大便秘结属于大肠的传导功能失常，但其根源是因肾虚所致，因为肾开窍于二阴，主二便，大便的传导须通过肾气的激发和滋养才能正常发挥作用

2. 男人肾虚补肾的方法

　　补肾是男人共同关注的话题。现代社会，男人在工作和生活的双重重压之下，很容易导致肾虚，因此需引起重视。

　　男人补肾的方法主要有以下几方面：

● 合理饮食

　　合理饮食，对肾脏的保护有着重要的意义，不仅可以减轻肾脏负担，也能调理身体，滋补营养。

　　补肾的食物有很多，除了黑芝麻、黑木耳、黑米、黑豆等黑色食物可养肾外，还可多吃核桃、韭菜、虾、羊腰这些食物。

● 有尿不要忍

　　膀胱中贮存的尿液如果达到一定程度，就会刺激神经，产生排尿反射，这时一定要及时上厕所，将尿液排干净。否则，积存在膀胱中的尿液会成为水浊之气，侵害肾脏。

　　因此，有尿时就要及时排出，也是养肾的方法之一。

● 饮水养肾

　　水是生命之源，水液不足，则可能引起身体毒素的滞留，从而加重肾的负担。因此，定时饮水是很重要的养肾方法。

● 避免过度劳累，节制房事

　　体力劳动过重，就容易伤元气；脑力劳动过重，就容易伤血；房劳过度，则容易伤精。

　　因此为了身体健康，一定要量力而行，劳作有度，房事有节，这样才有助于养肾、护肾精。

018

● 吞咽津液

人体口腔中的唾液主要分为两部分：清稀的为涎，由脾所主；稠厚的为唾，由肾所主。

如果口里一有唾液就把它吐出来，这样下去，不到一天时间，就会感到腰部酸软、身体疲劳。

由此可见，吞咽津液能起到滋养肾精、保肾的作用。

● 保持大便畅通

大便不畅，宿便会停积在肠中，导致浊气上攻，这样不仅会使人心烦气躁、胸闷气促，还会伤及肾脏，导致腰酸疲惫，恶心呕吐。

因此，保持大便通畅，也是养肾的方法。

如果大便难解时，可用双手手背贴住双肾区，用力按揉，可激发肾气，加速排便；行走时，用双手背按揉肾区，可缓解腰酸症状。

● 合理用药

不论中药还是西药，都多多少少有一些不良反应，甚至有的药物常服很容易伤肾，不能乱服。

所以，患者在用药时一定要提高警惕，要认真阅读说明书，需长期服用某种药物时，要咨询相关专家。

● 护好双脚

足部保暖是养肾的一种方法。这是因为肾经起于足底，而足部很容易受到寒气的侵袭。

因此，足部要特别注意保暖，睡觉时不要将双脚正对空调或电扇；不要赤脚在潮湿的地方长期行走。

"肾出于涌泉，涌泉者足心也。"常按此穴可达到养肾固精的功效。

简单的养肾方法

●脚心按摩法

脚心的涌泉穴是浊气下降的地方。经常按摩涌泉穴，可益精补肾、强身健体、防止早衰、疏肝明目、促进睡眠，对肾亏引起的眩晕、失眠、耳鸣、咯血、鼻塞、头痛等有一定的疗效。

每日临睡前用温水泡脚，再用手互相搓热后，用手心交替按摩脚心，每次100下以上，以搓热双脚为宜。此法有强肾滋阴降火之功效，对中老年人常见的虚热症起到的效果甚佳。

●腰部按摩操法

方法一

两手握拳手臂往后，用两拇指的掌关节突出部位自然按摩腰眼，向内做环形旋转按摩，逐渐用力，至有酸胀感为好，持续按摩10分钟左右，早、中、晚各一次。

方法二

两手掌对搓至手心热后，分别放至腰部，手掌贴着皮肤，上下按摩腰部，至有热感为止。可早晚各一次，每次约200下。

●强肾健身操

方法一

端坐，左臂屈肘放两腿上，右臂屈肘，手掌向上，做抛物动作3～5下。做抛物动作时，手向上空抛，动作可略快，手上抛时吸气，复原时呼气。

这种动作可活动筋骨、畅达经脉，同时使气归于丹田，对年老、体弱、气短者有缓解作用。

方法二

端坐，松开腰带，宽衣，将双手搓热，再置于腰间，上下搓，直至腰部感觉发热为止。

此法可温肾健腰。腰部有督脉之命门穴，以及足太阳膀胱经的肾俞、气海俞、大肠俞等穴，搓后感觉全身发热，具有温肾强腰、舒筋活血等作用。

方法三

端坐，两腿自然分开，与肩同宽，双手屈肘侧举，手指上伸，与两耳平。

然后，双手上举，以两肋部感觉有所牵动为度，随后复原。可连续做3～5遍为一次，每日可酌情做3～5次。

做动作前，全身宜放松。双手上举时吸气，复原时呼气，且用力不宜过大、过猛。这种动作可活动筋骨、畅达经脉，同时使气归于丹田，对年老、体弱、气短者有缓解作用。

方法四

端坐，两腿自然下垂，先缓缓左右转动身体3～5次。然后，两脚向前摆动10余次，可根据个人体力，酌情增减。

做动作时全身放松，动作要自然、缓和，转动身体的时候，躯干要保持正直，不宜俯仰。

女人肾虚如何补肾

女人肾虚有哪些表现

女人肾虚有肾阳虚和肾阴虚两种。

肾阳虚主要表现为面色苍白或面色黧黑、四肢发凉、腰膝酸软、乏力疲倦、舌白胖大或有齿痕，月经不规律，子宫、卵巢、乳房易生肌瘤、囊肿或增生，宫寒不孕、白带清晰、痛经，容易导致更年期提前到来。

肾阴虚主要表现为月经量明显减少，白带减少及色质发黄，月经周期延长或缩短、卵泡发育不正常、黄体生成不足、黄体萎缩不全、女性不孕等，经常口干、烦躁、失眠、盗汗。女人患肾虚的概率要比男人高，一般来说，女性白领是此症的易发人群。

●女人肾虚外表呈现的症状

名称	具体症状
眼睑水肿	水肿，出现眼睑水肿、黑眼圈、面色苍白等问题
黄褐斑	肾气不足，不能滋润肌肤，常在颧部出现蝶形的淡黄、黄褐或淡黑色斑块，边界清楚，且伴有月经不调
虚胖	肾气虚的女性常有发胖趋势。肾虚的人内分泌功能会减弱，肾上腺皮质激素的分泌也会减少，从而使基础代谢率水平降低，造成体内能量消耗减少，导致发胖
脱发增多	会出现异常的掉发现象。在掉头发之前，头发比较干枯，有分叉等现象，头皮也会有些痒

●女人肾虚身体内部表现的症状

名称	具体症状
腰酸痛	肾虚可反映为腰酸痛，其特点为劳累后隐隐作痛
怕寒畏冷	肾虚者均有副交感神经偏亢进的现象，导致心跳减慢、血压下降、体温较低
失眠烦躁	肾阴虚的女性心情易烦躁，注意力难集中，且常常失眠、做梦
月经不调	肾虚不足常导致月经不调
不孕难孕	若肾精不足，就会影响生殖能力
免疫力下降	女性肾虚更容易感冒，一感冒就鼻塞流涕、咽痛，坐、蹲时间稍微长些，站起后会感觉两眼发黑、头晕耳鸣
睡觉出虚汗	夜里忽然无端出虚汗，而且会热醒，被子潮湿难耐
"性趣"下降	性欲减退，会经常觉得有火积压在心中，想发泄却没力气；独处的时候经常有莫名的心慌感
食欲不振	一日三餐进食甚少，食生冷、干硬食物则感到胃部不适，常出现尿频症状，夜尿3次以上，小便无力，大便黏滞不畅

●女人肾虚补肾的方法

很多人都认为"补肾"一直是男性的专利。但是，中医上有那么一句话——"男怕伤肝，女怕伤肾"，说明对于补肾，女人比男人更重要。

具体的补肾方法有以下几种：

●饮食以清淡为主

大多数人的概念里，新鲜的蔬菜瓜果多多益善，但肾虚的女人却要有所忌口。蔬菜水果虽大多有助于降血压，但大多数的蔬果也含有钾成分，长期过多食用则有可能损坏肾功能。

此外麻辣鲜香的火锅汤、浓郁芳香的蔬菜果汁汤都不宜多喝。

●摄入适量调味品

盐是让肾脏负担加重的罪魁祸首。

盐中的钠会让人体的水分不易排出，严重者会导致肾脏功能减退，所以每天盐的摄入量应尽量控制在6克以内。

如胡椒、芥末、辣椒等有强烈刺激性的调味品对肾功能不利，应忌食。味精多食后会口渴欲饮，在限制饮水量时，也应少用味精。

●喝足量的水

水能起到辅助肾脏处理废物的作用，还可以让尿液快速排出，有效预防结石的形成。

但要注意的是，不要用饮料来代替水，因为饮料可能会导致血压上升，而血压过高，也是伤肾的重要因素之一。

●少吃肉食

肉类中含有丰富的蛋白质，而蛋白质摄入过多，会对肾脏造成一定的损害，不利于人体健康。

● 合理食用营养保健品

人常说，是药三分毒。

因为食用某些药物而导致肾衰竭的大有人在，甚至还有不少人听信吃中药能保健而大吃特吃，却不知很多中药里都含有致肾毒性的成分，结果给肾脏带来伤害，有的甚至会对全身造成危害。

所以要远离那些来路不明的保健品，多运动、多锻炼才是强身健体的根本。

● 冬天不要憋尿

有的人因天气寒冷，晚上睡觉后因怕冷而不愿起床，一直要赖到天亮才上厕所，憋尿时间长达10小时。

另外，有些人出门在外经常会因为找不到厕所而憋尿。

殊不知，憋尿事小，坏处极大。因为尿液在膀胱内储存过久会导致细菌繁殖，易引起膀胱炎、尿道炎，同时增加产生结石的概率。

长时间憋尿还会引起尿液反流导致肾盂肾炎，严重者还会影响到肾脏功能。

● 保持良好的精神状态

留住快乐、忘记忧愁，这是找到快乐人生的秘诀之一，也是我们拥有一个好身体的重要因素。

要做到情绪稳定，因为过度的喜、怒、悲伤，都可能引起肾的微妙变化。

● 保持心态平衡，坚持合理运动

工作压力太大，会导致血压升高，而高血压会导致肾脏受损。

保持乐观的情绪与豁达开朗的心态，有助于提高人体免疫功能，再配合积极、持之以恒的有氧锻炼，既可提高心血管功能，也有利于清除体内的自由基而保护肾脏。

肾病防治百宝箱

肾病，被称为隐秘的"杀手"。肾病初期，患者可能没有任何症状，只有到肾功能被破严重破坏时才会出现贫血、恶心、乏力等症状。有数据显示，目前仅有 12.5% 的患者知道自己患有慢性肾病，大部分患者错过了最佳治疗时机。因此，日常生活积极预防肾病，显得尤为重要。

1. 肾病患者的膳食指南

●注意热量供给

人体每日必须摄入足够的热量以维持基本生命活动。热量供应不足，身体将动用自身的蛋白质，使血液中肌酐、尿素氮的含量升高，损伤肾脏。因此，对肾病患者而言，补足热量极为重要。肾病患者每人每日需按照每千克体重126~147千焦的标准供给热量。可以多选择一些含热量高而蛋白质含量低的食物，如红薯、山药、南瓜等。

●低脂

肾病患者对脂肪的代谢能力不足，摄入脂肪过多可导致动脉硬化，因此，肾病患者应减少脂肪的摄入，少吃肥肉、动物内脏等饱和脂肪酸含量高的食物。同时，日常食用油也应以大豆油、葵花子油、橄榄油或花生油等植物油为主。

●优质低蛋白

肾病患者在限制蛋白质摄入量的同时应尽量选择含优质蛋白质的食物，如牛奶、鸡蛋、鱼等。当病情好转，尿量增多时（每天尿量超过1000毫升），可开始逐渐增加蛋白质的摄入量，但每日不得超过每千克体重0.8克，待病情稳定两三个月后，蛋白质摄入量才可逐步恢复正常量。

●高钙低磷

慢性肾功能疾病的电解质紊乱以低钙高磷较为常见，所以饮食中应尽量做到高钙低磷。然而，含钙高的食物往往含磷也高，高钙低磷饮食的重点是低磷。慢性肾病患者应禁食动物内脏，不吃海鲜，不喝火锅汤，少吃南瓜子等干果。

●低钾低嘌呤

当肾病患者出现少尿、无尿或血钾升高时，应限制饮食中钾的摄入量。同时，高钾血症是慢性肾功能衰竭最常见的并发症之一。为防止高钾血症，肾病患者每日钾的摄入量应限制在2克以下，慎食高钾食物。另外，肾病患者还可通过改变烹饪的方法，减少食物中的钾含量，如土豆用水浸泡，蔬菜在水中煮熟弃水食菜，水果加水煮后弃水食果肉等。

大量嘌呤在机体内代谢会加重肾脏负担，尤其是并发痛风的患者，高嘌呤饮食会诱发痛风，加重痛风病情。菠菜、花生米、各种肉汤、猪头肉、沙丁鱼及动物内脏等食物中都含有大量嘌呤，应该严格限食。

●科学饮水

肾病患者如果没有尿少水肿的情况，一般不需控制水的摄入量。若水肿明显，除进食以外，每日水的摄入量最好限制在500~800毫升。尿路感染的患者，为避免和减少细菌在泌尿系统停留与繁殖，则应多饮水，勤排尿，以达到经常冲洗膀胱和尿道的目的。

肾病患者饮水的最佳时间为早晨起床后，上午10时左右，下午3时左右，就寝前。饭前饭后不宜饮水，饭前饮水需在进餐前15分钟，饭后饮水间隔时间要长些。

此外，肾病患者的饮用水应以干净、新鲜的白开水为主，忌饮成分不明的井水或加工饮品，也不可用含糖饮料代替日常饮水。

●多补充新鲜蔬果

新鲜蔬果可为人体提供多种维生素、矿物质、膳食纤维及水，补充肾病患者尿中容易遗失的维生素、矿物质和水。另外，B族维生素、维生素C和锌、钙、铁等，可对肾脏起保护作用；膳食纤维有利于保持大便通畅，促进毒素排泄，维持人体的代谢平衡。肾病患者平时可多吃新鲜蔬果。

●饮食宜清淡少盐

饮食中的盐分95%是由肾脏代谢，盐摄入过多，就会加重肾脏负担。盐中的钠会导致人体水分不易排出，引起水肿或诱发高血压，进一步加重肾脏的负担。肾病患者应坚持"低盐饮食"，每日摄入的食盐量应控制在2~3克，同时还应限制其他含盐高的调料，如酱油、味精、鸡精等的使用量。

2. 改变不良生活习惯

●戒烟、戒酒

饮酒会影响机体的氮平衡，增加蛋白质的分解，增加血液中的尿素氮含量，这必然会增加肾脏负担。烟草中含有多种有害物质，会抑制肾单位修复。因此肾病患者需戒烟、戒酒。

●避免憋尿

长期憋尿容易引起膀胱损伤，且尿液长时间滞留在膀胱还极易造成细菌繁殖，一旦返流回输尿管和肾脏，其中的有毒物质就会造成泌尿系统感染，进而引发肾炎。

●忌酒后饮浓茶

酒后喝浓茶非但解酒无效，还会伤肾。茶叶中的茶碱会影响肾脏利尿作用的发挥，此时酒精尚未来得及再分解便从肾脏排出，使肾脏受到刺激，从而损伤肾功能。

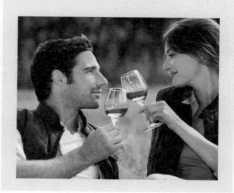

3. 忌乱服药物

消炎药、止痛药、感冒药、利尿剂、含有关木通的中药（如龙胆泻肝丸、冠心苏合丸）及造影剂等需在医生的指导下合理应用。慢性肾病患者应尽可能避免使用上述药物，以免加重原有的肾脏疾患。

4. 预防感染

细菌和其他病原微生物可以直接由尿路逆行上升，进入肾脏，使肾脏发生感染。为了防止细菌逆行使尿路感染，平时要养成多饮水、不强忍憋尿的习惯，并保持会阴部及尿道口的清洁卫生，便后擦肛门可由前向后。值得注意的是，老年人由于膀胱、尿道肌肉松弛，黏膜变薄，抵御疾病的能力很低，可以在每晚临睡前，用流动温水清洁、冲洗外生殖器及肛门周围，避免盆浴。

另外，微生物通过血液循环和淋巴液循环也可以感染肾脏。因此，当身体其他部位有感染性病灶（如扁桃体炎、龋齿、疖肿、结核等）存在时，都应及时治疗。

5. 积极防治高血压、糖尿病

肾病患者的血压应控制在17/11千帕以下，蛋白尿每日超过1克者，血压应控制在16.7/10千帕。肾病患者应做到定期测量血压，并发有高血压的患者，最好每天测4次（早、中、晚、睡前）血压，控制日常饮食中脂肪、钠的摄入量，多吃新鲜蔬菜，使血压保持在合理的范围之内。

肾病患者平时还需多选择升糖值低、含糖量低的食物，增加饮食中膳食纤维、钙、铬等营养素的摄入，积极监测血糖值，通过科学合理的运动、饮食等方式控制血糖水平，预防糖尿病。

6. 保持良好的情绪

郁怒伤肝，肝气郁结不伸，导致解毒、排毒负担转移到肾脏，加重肾脏的负担，易成积弊，因此，恼怒为肾病之大敌。而且，好的心态也是战胜疾病的一剂良药，肾病患者应乐观面对肾病治疗，采取多种方式调节情志。

◆ **转移法——培养广泛的兴趣**

培养健康的兴趣爱好可使气机舒畅，忘却忧烦，寄托情怀，美化心灵。肾病患者平时可多听音乐、看书写字、养花养鸟等。尤其在生活备感压力、心有不快时，适当运动、远行旅游，都是很好的减压方法。

◆ **节制法——遇事戒怒**

日常工作和生活中，难免会遇到可怒之事，制怒之法，首先是以理制怒。情绪激动时不妨先找一处安静的地方静一静或默数到100后再说话，尽量用理智控制自己过激情绪，使情绪反应"发之于情""止之于理"。其次，可用提醒法制怒。在自己的床头或案头写上"制怒""息怒""遇事戒怒"等警言，时刻提醒自己保持平和的心态。最后，应做到怒后反省。发怒之后，应及时反思，减少发怒次数，逐渐养成遇事不怒的习惯。

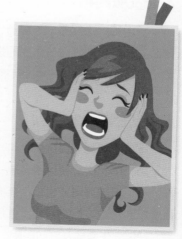

总之，对于任何重大变故，都要保持稳定的心理状态，不要超过正常的生理限度。要善于自我调节情感。对外界事物的刺激，既要有所感受，又要思想安定。

◆疏导法——排解不良情绪

把积聚、压抑在心中的不良情绪，通过适当的方式宣达、发泄出去，以尽快恢复心理平衡，称之为疏导法。可用直接的方法把心中的不良情绪发泄出去，例如当遇到不幸，悲痛万分时，不妨大哭一场；遭逢挫折，心情压抑时，可以通过急促、强烈、粗狂、无拘无束的喊叫，将内心的郁积发泄出来，从而使精神和心理状态恢复平衡。必须学会使用正当的途径和渠道来发泄和排遣不良情绪，决不可用不理智的冲动性的行为方式。也可借助于别人的疏导，把憋在心里的郁闷说出来。所以，要广交朋友，以便解忧消愁、克服不良情绪。

7. 顺时养肾

肾为先天之本，肾的强弱决定着身体是否健康。养肾也是一年四季养生的必修课。

◆春季养肾

春天是生发的季节，肝旺于春季，而肾水生肝木，肝木的生发，要以肾水为后盾。所以，春季是肾水亏耗最厉害的季节。西医认为，春季各种微生物活跃，容易造成病毒和细菌的感染，很多感染都会影响到肾脏，引起肾脏的损伤。因此，春季养护好肾脏，重在保暖、防感染、增强免疫力。

春季养肾饮食

①多吃瘦肉、胡萝卜、冬瓜、西红柿、柑橘以及坚果类食物，这些食物含丰富的蛋白质、维生素、锌等营养元素，有利提高机体的免疫力；②多食用一些偏碱性的食品，如牛奶、萝卜、莴苣、香蕉、苹果、梨等；③多吃含水分较多的食物，并保证每日饮水量不少于1500毫升。

生活起居要点

①要注意下半身的保暖，加强体育锻炼，以促进血液循环；②按时作息，早睡早起，避免过劳，按时大小便以利排毒；③随气温变化增减衣物，以免受风寒、潮湿的侵扰，也不要盲目"春捂"；④老年人或曾患有肾脏疾患的人，要少去公共场合，避免感染病毒，诱发肾病。

◆夏季养肾

夏季阳气在表，身体内的阳气不足，肾尤其虚寒，处于脆弱的状态，一但损耗了肾阴肾阳，即使不发病，也会元气暗伤。因此，夏季养肾也应顺应时节，保养自身的阳气，进而达到增强体质的目的。

夏季养肾饮食

①饮食宜清淡，可多吃芝麻、粟米等谷物粗粮和刀豆、荔枝等新鲜蔬果，并减少肉类食物在饮食中的比重；②吃点姜，生姜不仅能去除生冷食物的寒性，又可以保护肾阳；③多饮水，夏季人体的体液循环旺盛，每天应坚持饮用1500毫升以上凉开水，出汗多时，还应酌情增加。

生活起居要点

①避暑不贪凉，天气炎热时最好待在室内，少参与户外活动。室内空调温度控制在26℃左右为宜，避免长时间待在空调房内；②少游泳，游泳池中人多易滋生"杂菌"。细菌很容易进入尿道，尤其是女性尿道生理结构特殊，造成逆行感染的概率很大，可能导致急性肾盂肾炎的发生。

◆秋季养肾

根据中医五行理论，秋季属金，对应肺，金生水，而水对应肾，因此，肾脏在这个季节是可利用量最足的脏器。如果在这个季节对肾脏进行适当的养护，能起到事半功倍的效果。

秋季养肾饮食

①多食滋阴养肺、祛燥补气的食物，如银耳、莲子、芝麻、蜂蜜、萝卜、酸奶等；②科学进补，入秋后肾病患者想通过进补来增强体质，务必在医生的指导下进行，并严格控制盐、水的摄入量；③少吃寒凉食物，寒凉食物易伤害脾胃，甚至引起肾炎急性发作，肾病患者应尽量少吃或不吃。

生活起居要点

①睡眠是最好的补肾良药，秋季应"早卧早起"，最好在日出之前起床，不宜太晚；②预防感冒，感冒是导致肾病患者肾脏损伤最主要的因素之一，因此，秋季增减衣物要适宜，发现感冒症状要及时治疗；③节欲养精，秋季对性生活应有所节制，避免房劳伤肾，达到"保精"的目的。

◆冬季养肾

现代医学研究认为，肾气与人体免疫功能有着密切的关系。冬季养肾不仅能增强人体抵御寒冷的能力，而且还可提高人体免疫力和抗病力，延缓衰老。因此，冬季养生以护肾为主。

冬季养肾饮食

①不妨吃"黑"，黑色入肾经，食用黑色食物能够益肾强肾，增强人体免疫功能，延缓衰老，可多吃香菇、黑木耳等食物；②合理进补，肾阳不足宜食羊肉、韭菜、豆类食品，精血不足宜食海参、紫菜、鱼类以填精补血，且需少食高蛋白、高脂肪的食物；③避免饮食过咸，咸味入肾，适度的咸味养肾，但过度的咸味则伤肾，甚至诱发高血压，因此肾病患者冬季要少食咸味食品。

生活起居要点

①宜早睡晚起，早睡可保养人体阳气，晚起则可保养人体内的阴气，冬季起床时间最好是太阳出来之后；②室温宜保持在18～22℃，切忌紧闭门窗；③防寒保暖，肾病患者在冬季应积极做好保暖措施，尤其应注意背部和足部的保暖；④适度运动，晴好天气时，可选择散步、慢跑、练太极拳等运动，以促进血液循环、增强机体的抗病能力。

8. 定期进行肾病检查

肾病起病隐匿，往往不易被发现，定期进行肾功能、肾脏B超等检查，可以早期发现、早期诊断、早期治疗肾脏疾病。尤其有肾病家族史、糖尿病、高血压等病症的患者，应比一般人更加小心。女性怀孕时肾脏负担会加重，应该监测肾功能，以免因妊娠毒血症而引发尿毒症。

9. 适当进行户外活动

参与户外活动，适当晒太阳、呼吸新鲜空气，能促进钙质的吸收，调节人的情志；运动锻炼则能增强肾脏的排泄能力和重吸收的能力。

肾病包括急性和慢性两种，急性肾病患者在发病前几个星期应多休息，待症状稳定好转后可进行适量的户外活动。刚刚开始锻炼的时候宜先做短时间的散步，练习呼吸体操和其他简单的体操；等身体状况进一步好转以后再练习太极拳，适当慢跑或长时间的散步；患者康复以后可以进行运动量略大的体育活动，但是在痊愈后一年之内不宜做长跑或参加剧烈的体育比赛，以免过度劳累引起疾病复发。锻炼量是否合适可以根据自我感觉、尿化验等来判断。如果锻炼后感觉良好，疲劳感会在几小时内消失；尿化验蛋白量和红细胞没有明显增多或保持原样，这说明锻炼效果较好，可以继续进行，否则就要适当减少运动量。

慢性肾病患者一般以参加医疗体育锻炼为主，病情稳定的可以参加散步、做广播操、打太极拳等活动，运动量要在医生的指导下严格控制。下面介绍几种简单易做的运动。

◆ 踮脚尖

踮脚尖可使下肢血液回流顺畅，从而让生殖器得到充足的血液。长期坚持下去，可以达到很好的补肾强精的效果。运动者取站立位，双脚分开，脚跟相距一拳的距离，先脚尖并拢着地，再用力抬起脚跟，轻松放下，每日可重复20～30次；踮脚走路，脚跟提起用脚尖走路，约走百步即可。

◆ 打太极

打太极拳可以让气血通畅，疏导肝肾两经，以利新陈代谢。打太极拳对腰、腿的锻炼非常大，通过练习能使支配男性性功能的神经和经脉得到刺激，从而增强性功能。

运动前，首先要端正好身姿和拳架，以求身法准确。运动要领为：头要悬、颈要贴、眼要正、身要正、肩要沉、肘要坠、臂要弯、腋要虚（肘外撑）、手要展、指要分、拳要空、胸要舒、背要拔直、腰为轴心、臀要敛、裆要曲、走下弧、腿要曲、弓90°，行拳时要松、静、轻灵、圆活、稳重、慢匀、神合。练习时用意而不用力，身体保持轻松，不可僵直。

◆ 慢跑

慢跑可增强心肺功能，锻炼全身的肌肉，让新陈代谢加快，让身体毒素随着汗液及尿液排出体外，同时还能刺激肾上腺素分泌，是补肾生阳的一种有效的方法。

慢跑时保持头与肩的稳定。两眼注视前方，肩部适当放松，摆臂应是以肩为轴的自然动作，手指、腕与臂放松，肘关节角度约为90°。慢跑时，保持平衡和步幅，要注意髋部的转动和放松。腰部保持自然直立，肌肉稍微紧张。

10. 中医疗法治肾病

中医认为："肾气有余，气脉常勇。"可以说养好肾是延年益寿的基础。除了食补养肾以外，日常生活中还可以选择按摩、艾灸、药浴、拔罐等多种中医疗法，防治肾脏疾病，调养肾气。

◆ 按摩强肾

按摩腰眼穴

取穴：腰眼穴位于腰部第四腰椎棘突左右3~4寸的凹陷处，在腰背筋膜、背阔肌、髂肋肌中。

操作：双手搓至发热，握拳，置于腰部，用两个拇指掌关节的突出部位，向内做环形旋转，按摩5~10分钟，早、中、晚各1次；手掌贴向皮肤，上下按摩，有热感为止，每次可进行200下，早、晚各1次。

功效：能够缓解因肾亏所致的腰肌劳损、腰酸背痛等症。

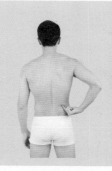

按摩肾俞穴

取穴：肾俞穴在第二腰椎棘突旁开1.5寸处，肚脐同一水平线的脊椎左右两侧两指宽处。

操作：采用俯卧姿势，将两手摩擦至热，掌心贴于肾俞穴，摩擦8~10分钟；或者用手指按揉，至出现酸胀感，且腰部微微发热为宜。

功效：对于腰痛、肾脏疾病、耳鸣、精力减退、高血压、低血压等都有很好的保健作用。

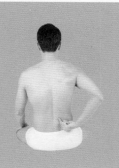

按摩太溪穴

取穴：位于足内侧，内踝后方，内踝尖与跟腱之间的凹陷处。

操作：取坐位，用对侧的拇指、食指按揉此穴2分钟，力度要求柔和，以感觉酸胀为度。

功效：常按此穴具有明显提高肾功能的作用，且对大多数肾病，如慢性肾功能不全、慢性肾炎、糖尿病肾病等具有治疗作用，特别是对缓解慢性肾病患者的水肿、腰酸腿冷、浑身乏力等症效果明显。

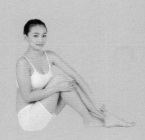

◆艾灸护肾

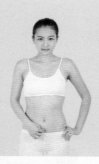

艾灸关元穴

取穴： 位于下腹部，前正中线上，脐中下3寸处（从肚脐到耻骨上方画一线，将此线五等分，从肚脐往下五分之三处）。

操作： 将点燃的艾条对准关元穴熏烤，艾条应距离皮肤2～3厘米，以感觉皮肤温热而不灼痛为宜。每次灸约20分钟，至局部皮肤出现红晕为度，隔日灸1次。

功效： 能缓解消瘦乏力、腰膝酸软、尿频尿多、小便混浊、肢冷阳痿等阴阳两虚症状。

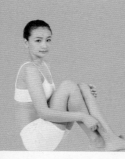

艾灸三阴交穴

取穴： 位于小腿内侧，脚踝骨最高点往上3寸处（约四根手指横放的宽度）。

操作： 将点燃的艾条对准三阴交穴，在距离皮肤2～3厘米处熏烤，以灸至局部稍有红晕为止。每次灸10～20分钟，隔日或3日灸1次。

功效： 健脾固肾、补益阴精，可缓解女性月经不调、白带增多、腰膝酸软等症。

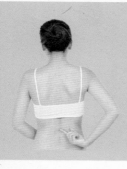

艾灸命门穴

取穴： 命门穴位于腰部，后正中线上，第二腰椎棘突下凹陷处。

操作： 将艾条的一端点燃后，对准命门穴，在距离命门穴2～3厘米处，隔姜熏灸，以皮肤感觉温热而不灼痛为宜。每次灸30～60分钟，每周灸1次。

功效： 适用于肾寒阳痿、行走无力、四肢困乏、腿部水肿、腰痛、遗精等症，能温肾壮阳、强肾固本。

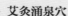

艾灸涌泉穴

取穴： 涌泉穴位于足底部，蜷足时足前部凹陷处，约当第2、3趾趾缝纹头端与足跟连线的前三分之一与后三分之二交点上。

操作： 点燃艾条一端，将其对准涌泉穴，在距离涌泉穴3厘米左右处熏灸，以局部有温热感、皮肤出现红晕为止。10天为1疗程，中间休息2～3天，再进行第2疗程。

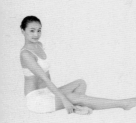

功效： 益精补肾、强身健体，对肾病引起的腰痛、高血压、阳痿、遗精等有改善作用。

◆ 药浴养肾

菊花钩藤方

药方：菊花100克，钩藤100克，川芎10克。

操作：将药煎出汁水，加入水中淋浴；或用纱布将药物包裹好，扎紧口，放入浴缸中，加入热水，待水温适宜后入浴即可。

功效：适用于慢性肾衰竭导致的头晕、血压高等症。

生姜茱萸方

药方：生姜150克，吴茱萸100克，花椒80克，肉桂、葱头各50克。

操作：将药液煎好，放入36～40℃的热水中，入浴浸泡20分钟；或将药物用纱布包裹好，放入热水浴池30分钟后，入浴20分钟。每日1次。

功效：可缓解肾虚腰痛、腿膝无力等症。

◆ 拔罐疗法

肾气衰弱的拔罐疗法

取穴：涌泉穴位于足底部，蜷足时足前部凹陷处，约当足底第2、3趾趾缝纹头端与足跟连线的前三分之一与后三分之二交点上。

操作：将穴位消毒，用闪火法拔罐，留罐10～15分钟。每日1～4次。

功效：有固齿乌发、聪耳明目、延缓衰老的功效。

肾绞痛的拔罐疗法

取穴：肾俞穴、京门穴、水道穴、气海穴、委中穴。京门穴在侧腰部，章门后1.8寸；水道穴在下腹部，脐中下3寸，距前正中线2寸；气海穴位于腹正中线脐下1.5寸；委中穴位于人体的腘横纹中点，股二头肌腱与半腱肌肌腱的中间。

操作：用留罐法，取以上穴位留罐15～20分钟。

功效：行气去瘀，可缓解肾绞痛、尿血等症。

慢性肾炎的拔罐疗法

取穴：风门穴、肺俞穴、肾俞穴、阴陵泉穴、三阴交穴。风门穴位于背部，第二胸椎与第三胸椎间的中心，以第二胸椎棘突下，旁开1.5寸处；肺俞穴位于背部，第三胸椎棘突下，左右旁开1.5寸处；阴陵泉穴位于小腿内侧，膝下胫骨内侧凹陷中。

操作：俯卧位，取风门穴、肺俞穴、肾俞穴，留罐10～15分钟；侧卧位，取阴陵泉穴、三阴交穴，留罐10～15分钟。隔日1次，5次为1疗程。

功效：改善肾脏血液循环，有效缓解因肾功能减弱引起内分泌失调导致的机体水肿。

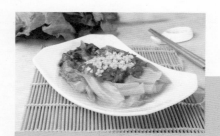

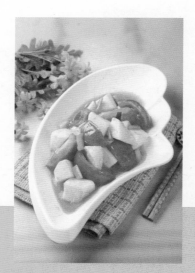

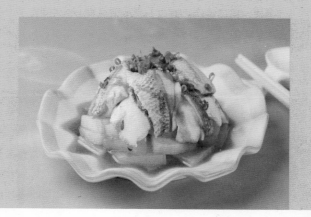

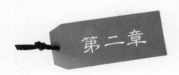

第二章

17 种常见肾病的调养

对于身体出现的肾病不适症状，需要专业医疗与饮食控制相互配合，而肾病类型比较多，病因不同，且临床表现复杂，因而不同的肾病类型，调养也应有所不同。本章针对 17 种常见肾病，解读其症状、临床表现，并给出有效的饮食和生活调养原则、营养食谱，助您对症调养，早日收获健康。

急性肾小球肾炎

急性肾小球肾炎简称急性肾炎，是以急性肾炎综合征为主要临床表现的一组原发性肾小球肾炎。主要由链球菌感染引起，其他细菌、病毒及寄生虫感染亦可引起。

症状表现

急性肾小球肾炎的主要特点为急性起病，多在咽痛或上呼吸道感染后1～2周发病，会出现血尿、蛋白尿、水肿、少尿和高血压，可伴一过性氮质血症。儿童患急性肾小球肾炎后会出现食欲减退、疲乏无力、头痛、心悸、气促，甚至抽搐等症状。

生活调养

1.消除感染灶。对于尚留在体内的前驱感染，如咽峡炎、扁桃体炎、脓疱疮、副鼻窦炎、中耳炎等，应积极治疗。
2.禁服对肾脏有损害的药物，如四环素类、氨基糖苷类、多肽类、碘胺类及止痛剂等，以防加重对肾脏的损害。

饮食调养原则

1.坚持低盐饮食。患者在水肿明显时期，应特别禁止钠盐的摄入；待血压恢复正常、水肿完全消退后，每日可摄入2～3克食盐。
2.适当补充碱性食物及饮品。患病期间，患者尿液呈酸性，故多饮柠檬水、苏打水等碱性饮料，有助于身体恢复。
3.限制钾的摄入量。尿酸或血钾升高时，全天钾的摄入量应低于500毫克，应少吃富含钾的蔬菜和水果。

✔ **推荐食物：** 羊肉、鸡肉、鸽肉、鳕鱼、鲫鱼、鲤鱼、丝瓜、黄菜花、冬瓜、西红柿、胡萝卜、柠檬、猕猴桃、银耳、薏米、糙米、黑豆、黑米、茯苓、玉米须。

✘ **忌吃食物：** 腊肉、火腿、土豆、玉米、竹笋、海带、菠菜、苋菜、黄豆芽、胡椒、芥末、咖喱、香蕉、葡萄。

羊肉淡菜粥

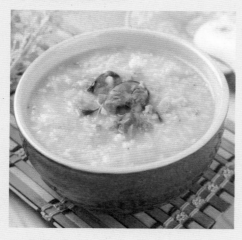

【调理功效】淡菜富含维生素、脂肪酸、钙等成分，具有补肝益肾、调经活血、增强免疫力等功效。

【原料】水发淡菜100克，水发大米200克，羊肉末10克，姜片、葱花各少许，盐、鸡粉各2克

【制作】

1 砂锅中注入适量清水烧热，倒入泡发好的大米，拌匀。

2 盖上锅盖，煮开后转小火煮30分钟至熟软。

3 掀开锅盖，倒入淡菜、羊肉，再放入姜片、葱花，搅匀。

4 盖上锅盖，中火续煮30分钟。

5 掀开锅盖，放入盐、鸡粉，搅拌片刻，使食材入味；关火，将煮好的粥盛出，装入碗中即可。

木耳山药粥

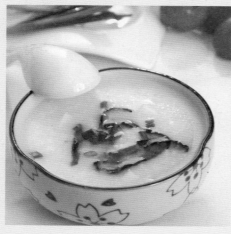

【调理功效】此粥可以增强患者的免疫力，对急性肾小球肾炎患者有一定的食补作用。

【原料】水发木耳20克，山药30克，大米100克，盐2克，鸡精1克，香油5克，葱少许

【制作】

1 大米洗净泡发；山药去皮洗净，切块；水发木耳洗净，切丝；葱洗净切成葱花。

2 锅置火上，注入水后，放入大米用大火煮至米粒绽开时，放入山药、木耳。

3 改用小火煮至粥成，调入盐、鸡精入味，滴入香油，撒上葱花即可。

白菜薏米粥

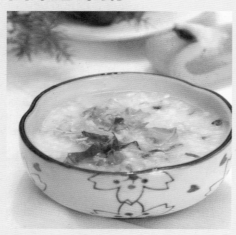

【原料】大米、薏米各40克，芹菜、白菜各适量，盐2克

【制作】

1　大米、薏米均泡发洗净，芹菜、白菜均洗净切碎。

2　锅置火上，倒入清水，放入大米、薏米煮至开花。

3　待煮至浓稠状时，加入芹菜、白菜稍煮，调入盐拌匀即可。

【调理功效】食用本粥可增强人体的抗病能力。

雪梨银耳枸杞汤

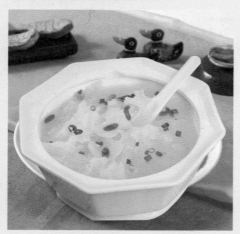

【原料】银耳30克，雪梨1个，枸杞子10克，冰糖适量

【制作】

1　雪梨洗净，去皮、去核，切小块待用。

2　银耳泡半小时后，洗净，撕成小朵；枸杞子洗净待用。

3　锅中倒入清水，放银耳，大火烧开，转小火将银耳炖烂。放入枸杞子、雪梨、冰糖，炖至梨熟即可。

【调理功效】急性肾炎患者常吃本品可以滋阴补肾，提神补气，起到减轻症状的作用。

党参灵芝桂圆汤

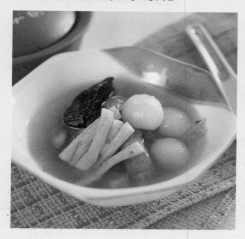

【调理功效】本品有补中益气、和胃调中的功效，还可改善急性肾炎患者的贫血症状。

【原料】党参20克，灵芝10克，桂圆肉15克，猪心1个，盐适量

【制作】

1 将党参、灵芝、桂圆肉清洗干净；猪心用水冲洗干净切片备用。

2 将全部材料（盐除外）放入煲内，加适量水，煲约2小时。

3 放入盐调味即可。

陈皮薏米豆浆

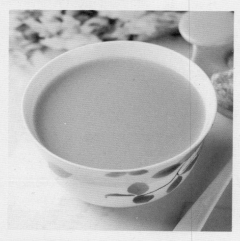

【调理功效】薏米有促进新陈代谢和减少胃肠负担的作用，可作为肾炎患者病中或病后的补益食品。

【原料】九制柠檬、九制陈皮各5克，薏米20克，水发赤豆40克

【制作】

1 取一碗，倒入备好的赤豆、薏米，注入适量清水，搓洗干净，倒入滤网中，沥干水分。

2 将九制陈皮、九制柠檬、薏米、赤豆倒入豆浆机中，注入适量清水，至水位线即可。

3 盖上豆浆机机头，选择"五谷"程序，再选择"开始"键，开始打浆。

4 豆浆机断电后取下机头，把煮好的豆浆倒入滤网中，滤取豆浆，将滤好的豆浆倒入碗中即可。

泽泻蒸冬瓜

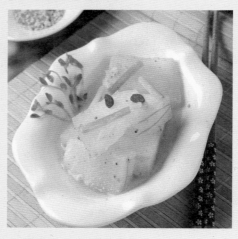

【调理功效】 冬瓜具有调节免疫功能、保护肾的作用，同时，泽泻也有较好的利水渗湿功效。

【原料】 泽泻粉8克，冬瓜400克，姜片、葱段、枸杞各少许，鸡粉、盐各2克，料酒4毫升

【制作】

1 洗净去皮的冬瓜切成片，待用。

2 取一个蒸碗，倒入冬瓜、泽泻粉、姜片、葱段。

3 放入盐，淋入料酒，放入鸡粉搅拌匀；将拌好的食材放入蒸盘中。

4 蒸锅中注清水烧开，放入蒸盘。

5 盖上锅盖，大火蒸20分钟至熟透。

6 掀开锅盖，将蒸碗取出，撒上枸杞即可。

清蒸冬瓜生鱼片

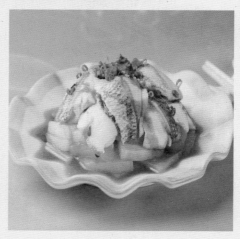

【调理功效】 生鱼有补脾利水、清热祛风、补肝肾等功能，对急性肾炎引起的水肿、少尿等症有改善作用。

【原料】 冬瓜400克，生鱼300克，姜片、葱花、盐、鸡粉、胡椒粉各少许，生粉、香油、蒸鱼豉油各适量

【制作】

1 将洗净去皮的冬瓜切成片。

2 洗好的生鱼去骨，鱼肉切片，装入碗中，加入盐、鸡粉、胡椒粉、生粉、香油，拌匀，摆入碗底，放上冬瓜片、姜片。

3 将装有鱼片、冬瓜的碗放入烧开的蒸锅中，盖上盖，中火蒸15分钟至食材熟透。

4 揭盖，取出蒸熟的食材，倒扣入盘里，揭开碗，撒上葱花，浇上蒸鱼豉油即成。

西红柿炒包菜

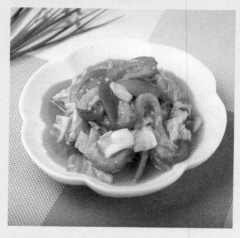

【调理功效】西红柿有生津止渴、健胃消食、凉血平肝、清热解毒、降低血压之功效，对肾病有辅助治疗作用。

【原料】西红柿120克，包菜200克，圆椒60克，蒜末、葱段各少许，番茄酱10克，盐4克，白糖2克，水淀粉4毫升，食用油适量

【制作】

1　锅中注清水烧开，加入少许食用油、2克盐，倒入切好的包菜，煮至断生后捞出，沥干待用。

2　用油起锅，倒入蒜末、葱段，放入切好的西红柿、圆椒，炒匀，加入包菜，翻炒片刻，放入番茄酱、2克盐、白糖，炒匀调味。

3　淋入水淀粉，炒匀，关火后盛出菜肴即可。

酸甜柠檬红薯

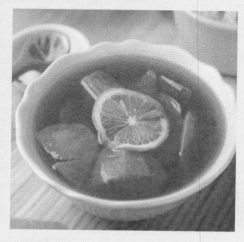

【调理功效】柠檬有生津止渴、利尿的功效，可缓解急性肾小球肾炎患者尿少的症状。

【原料】红薯200克，柠檬汁40克，白糖5克，食用油适量

【制作】

1　将洗净去皮的红薯切滚刀块，备用。

2　用油起锅，加入白糖，用小火炒至白糖熔化，呈暗红色。

3　注入适量清水，拌匀，用大火煮沸，倒入红薯，搅拌均匀。

4　盖上盖，烧开后用小火煮30分钟。

5　揭盖，倒入柠檬汁，拌匀，用大火略煮即可。

慢性肾小球肾炎

慢性肾小球肾炎，简称慢性肾炎。大多是由各种细菌、病毒等感染通过免疫机制、炎症介质因子及非免疫机制等引起；少数慢性肾炎是由急性肾炎发展所致。

症状表现

慢性肾小球肾炎以蛋白尿、血尿、高血压、水肿为其基本临床表现，可有不同程度的肾功能减退，病情轻重不一。病情较轻者会在早上起床时眼睑和面部微肿，午后下肢稍有水肿，经休息后短期内即可消退。慢性肾炎发展到后期易出现贫血症状，严重者可发展至尿毒症，但病理类型不同，发展速度不同。

生活调养

1.适当活动。在慢性肾炎的急性发作期，患者应卧床休息；在病情稳定期间，可适当进行锻炼，如散步、慢跑、游泳等。

2.尽量避免感染、过度疲劳及服用肾毒性药物（如氨基糖苷类抗生素、含马兜铃酸中药）等可能损害肾脏的因素。

饮食调养原则

1.无症状蛋白尿或血尿时：可给一般饮食，略限盐；如果尿蛋白丧失较多，或血尿蛋白低下而无氮质血症，可适当增加饮食中的蛋白质量。

2.慢性肾小球肾炎急性发作时：水肿或高血压者应限制食盐摄入量，每日以2~4克为宜；高度水肿者应控制在每日2克以下。血浆蛋白低而无氮质血症者应进高蛋白饮食，每日摄入的蛋白质为60~80克或更高；出现氮质血症时应限制蛋白质摄入总量，每日应控制在40克以下，蛋白质供给应以优质蛋白质为主。

✔ **推荐食物：** 羊肉、鸡肉、鳕鱼、鲫鱼、鲤鱼、白菜、节瓜、丝瓜、黄菜花、冬瓜、西红柿、胡萝卜、柠檬、猕猴桃、银耳、薏米、糙米、黑米、茯苓、玉米须、泽泻。

✘ **忌吃食物：** 菠菜、芹菜、豆类、豆制品、沙丁鱼、咸肉、腊肉、火腿、熏肉、胡椒、芥末、咖喱。

板栗牛肉粥

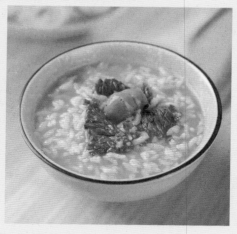

【原料】水发大米120克，板栗肉70克，牛肉片60克，盐2克，鸡粉少许

【制作】

1　砂锅中注清水烧热，倒入洗净的大米，烧开后用小火煮约15分钟。

2　再加入洗好的板栗，拌匀，用中小火煮约20分钟，至板栗熟软。

3　倒入备好的牛肉片，拌匀，加入盐、鸡粉，搅拌匀，用大火略煮片刻，至肉片熟透即成。

【调理功效】板栗具有健脾养胃、补肾益气的功效，且淀粉含量高，慢性肾炎患者食之，可满足机体对热量的需求。

萝卜丝煲鲫鱼

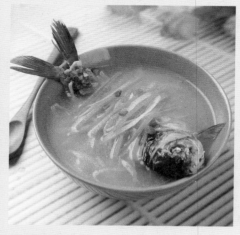

【原料】鲫鱼500克，白萝卜150克，胡萝卜80克，姜丝、葱花各少许，盐3克，鸡粉2克，胡椒粉、料酒各适量

【制作】

1　洗净去皮的白萝卜、胡萝卜分别切丝。

2　砂锅中注清水，放入处理好的鲫鱼，加入姜丝、料酒，用大火煮10分钟。

3　倒入切好的胡萝卜、白萝卜，用小火续煮20分钟至食材熟透。

4　加入盐、鸡粉、胡椒粉，拌匀；关火后盛出煮好的菜肴，装入碗中，撒上葱花即可。

【调理功效】白萝卜含有膳食纤维、维生素C、铁等营养成分，慢性肾炎患者适量食用，有澄清肾水、排毒之效。

节瓜西红柿汤

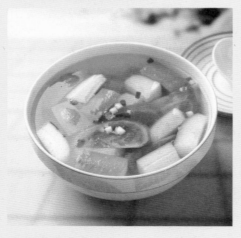

【调理功效】本品能生津止渴、解暑湿、健脾胃、通利大小便。

【原料】节瓜200克，西红柿140克，葱花少许，盐2克，鸡粉1克，香油适量

【制作】

1 将洗好的节瓜切开，去瓤，再改切段；洗净的西红柿切开，再切小瓣。

2 锅中注清水烧开，倒入切好的节瓜、西红柿，拌匀，大火煮约4分钟，至食材熟软。

3 加入盐、鸡粉，注入适量香油，拌匀，略煮。

4 关火后盛出煮好的西红柿汤，装在碗中，撒上葱花即可。

蒸白菜肉丝卷

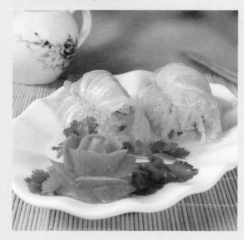

【调理功效】大白菜可清热利水、通利肠胃，慢性肾小球肾炎患者食用，有助于促进新陈代谢、改善其少尿的症状。

【原料】大白菜叶350克，鸡蛋60克，水发香菇50克，胡萝卜70克，瘦肉200克，盐2克，水淀粉、食用油各适量

【制作】

1 锅中注清水烧开，倒入白菜叶，煮至断生，捞出，沥干。

2 鸡蛋打入碗中，搅匀，入油锅中煎成蛋皮，盛出，切细丝，待用。

3 另起锅注油烧热，倒入切好的瘦肉丝、香菇丝、胡萝卜丝，加入盐调味炒匀，盛入盘中，作为馅料待用。

4 取一片白菜叶，铺平，放入适量馅料、蛋丝，卷成卷，再将剩余的白菜叶依次制成白菜卷，放入蒸锅中，蒸6分钟后取出即可。

茯苓山楂炒肉丁

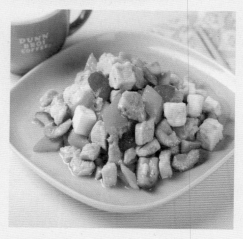

【调理功效】适量食用本品有助于预防慢性肾小球肾炎患者感染。

【原料】猪瘦肉150克，山楂30克，茯苓15克，彩椒40克，姜片、葱段各少许，料酒4毫升，水淀粉8毫升，盐、鸡粉、食用油各少许

【制作】

1　猪瘦肉切丝，加入少许盐、鸡粉、4毫升水淀粉、少许食用油，腌渍10分钟。

2　锅中注清水烧开，加少许盐、鸡粉，倒入茯苓，略煮，放入彩椒、山楂，煮至断生后捞出。

3　热锅注油，倒入姜片、葱段，放入肉丝，淋入料酒提味，倒入山楂、茯苓、彩椒，加鸡粉、盐调味，用4毫升水淀粉勾芡，关火后盛出即可。

油泼生菜

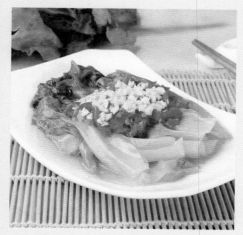

【调理功效】本品具有为肾炎患者补充蛋白质、促进血液循环、改善肠胃功能等作用。

【原料】生菜叶260克，剁椒30克，蒜末、食用油、盐各适量

【制作】

1　锅中注入适量清水烧开，加入盐，放入少许食用油，搅匀。

2　放入洗净的生菜叶，搅匀，焯至断生。

3　捞出焯好的生菜叶，沥干水分，待用。

4　另起锅，注入适量食用油，烧至三四成热，关火待用。

5　取一盘子，放入焯软的生菜叶，撒上剁椒、蒜末，再浇上锅中的热油即成。

急进性肾小球肾炎

急进性肾小球肾炎是由不同病因引起的，以急性肾炎综合征、肾功能急剧恶化、早期出现少尿性急性肾衰竭为特征，病理呈新月体肾小球肾炎表现的一组疾病。

症状表现

急进性肾小球肾炎呈急性起病，发病初期与急性肾炎症状类似，即水肿、少尿、血尿、蛋白尿、高血压等，病程迅速进展，持续发作，致使肾功能进行性损害，可在数周或数月发展至肾功能衰竭终末期。随着肾功能逐渐降低，会出现尿毒症及酸中毒的表现，如恶心、呕吐、厌食、鼻出血、紫癜等。

生活调养

1.根据病情安排休息的时间和活动的强度。急进性肾小球肾炎患者在水肿、高血压严重时，应卧床休息。
2.定期检查。药物治疗期间，每隔1~2周复诊一次，观察尿常规，肝、肾功能等情况。

饮食调养原则

1.低蛋白质饮食。急性肾小球肾炎发作期，患者每日摄入的蛋白质应控制在每千克体重0.5克以下；待病情好转后，可逐渐增加摄入量，但每日不得超过每千克体重0.8克。
2.供给充足的热量。急进性肾小球肾炎患者（成人）每日需要的热量为每千克体重105~126千焦（25~30千卡），热量的主要来源应为淀粉含量丰富的食物和富含不饱和脂肪酸的食物。
3.限制钾的摄入。当出现少尿、无尿或血钾升高时，需限食含钾丰富的蔬菜及水果。

✓ **推荐食物：**鸡肉、鸽肉、鳕鱼、牛奶、鸡蛋、白菜、节瓜、丝瓜、黄菜花、冬瓜、西红柿、胡萝卜、苦瓜、木耳、柠檬、猕猴桃、银耳、薏米。

✗ **忌吃食物：**黄豆芽、韭菜、菠菜、苋菜、土豆、毛豆、芹菜、咸肉、腊肉、火腿、熏肉、芥末、咖喱、香蕉、葡萄、苹果、橘子。

银耳山药甜汤

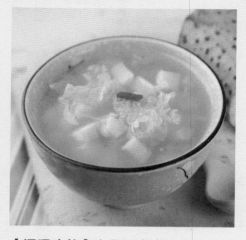

【调理功效】本品适合食少水肿、遗精、带下、尿频者食用。

【原料】水发银耳160克，山药180克，白糖、水淀粉各适量

【制作】

1　将去皮洗净的山药切片，再切条，改切成小块。

2　洗净的银耳去除根部，改切成小朵，备用。

3　砂锅中注入适量清水，大火烧热，倒入切好的山药、银耳，搅拌匀。

4　盖上盖，烧开后用小火煮约35分钟，至食材熟软。

5　揭盖，加入白糖，拌匀，转大火略煮，倒入适量水淀粉，拌匀，煮至汤汁浓稠，关火后盛出煮好的山药甜汤即可。

芦笋马蹄藕粉汤

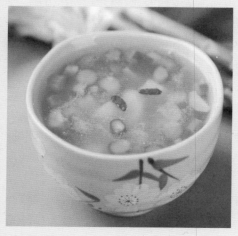

【调理功效】肾病患者适量食用本品可降低肾炎急性发作的概率，缓解尿少、腹痛、腹胀等症状。

【原料】马蹄肉50克，芦笋40克，藕粉30克

【制作】

1　将洗净去皮的芦笋切丁。

2　洗好的马蹄肉切开，改切成小块。

3　藕粉装入碗中，倒入适量温开水，调匀，制成藕粉糊，待用。

4　砂锅中注入适量清水，大火烧热，倒入切好的芦笋、马蹄，搅拌均匀，用大火煮约3分钟，至汤汁沸腾，再倒入调好的藕粉糊，拌匀，至其溶入汤汁中。

素炒芋头片

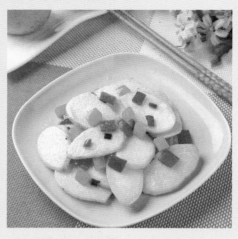

【调理功效】肾炎患者食用本品有助于提高抗病毒能力。

【原料】去皮芋头230克，彩椒10克，红椒5克，葱花少许，盐、白糖各2克，鸡粉3克，食用油适量

【制作】

1 洗净的芋头切片；洗好的红椒切粗条，改切成丁；洗净的彩椒切粗条，改切成丁。

2 用油起锅，放入切好的芋头片，煎约2分钟至呈微黄色。

3 倒入红椒、彩椒，炒匀，加入盐、鸡粉、白糖，翻炒约2分钟至熟。

4 放入葱花，炒匀，关火后将炒好的芋头片盛出装入盘中即可。

木耳黄菜花炒肉丝

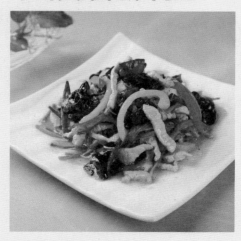

【调理功效】木耳有补益肾气、清胃涤肠的作用，可化解胆结石、肾结石等内源性异物，肾病患者可常食。

【原料】水发木耳100克，水发黄菜花130克，猪瘦肉95克，彩椒20克，盐、鸡粉各2克，生抽3毫升，料酒5毫升，水淀粉、食用油各适量

【制作】

1 猪瘦肉切丝，放入碗中，加入1克盐、水淀粉拌匀，腌渍约10分钟。

2 锅中注清水烧开，放入黄菜花，用中火煮约2分钟，倒入木耳、彩椒，略煮，捞出。

3 用油起锅，倒入肉丝，炒至其变色，淋入料酒，炒香，倒入焯好的食材，炒透。

4 加1克盐、鸡粉、生抽、水淀粉调味，盛出即可。

洋葱木耳炒鸡蛋

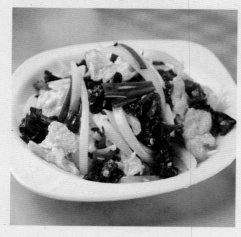

【调理功效】洋葱有健胃、发汗、杀菌的功效，对预防感染引发的急进性肾炎有效。

【原料】鸡蛋2个，洋葱45克，水发木耳40克，葱段、蒜末各少许，盐3克，料酒5毫升，食用油适量

【制作】

1　洗净的洋葱切丝；洗好的木耳切块；鸡蛋打入碗中调匀制成蛋液。

2　锅中注清水烧开，倒入木耳，煮1分钟，捞出。用油起锅，倒入备好的蛋液，翻炒至七成熟，盛出。

3　锅底留油，放入蒜末爆香，倒入洋葱丝，翻炒至其变软，再放入木耳，翻炒均匀，淋入料酒，炒香，加盐调味，倒入炒好的蛋，炒至全部食材熟透，撒上葱段，快速炒匀，至散出葱香味。

玉米苦瓜煎蛋饼

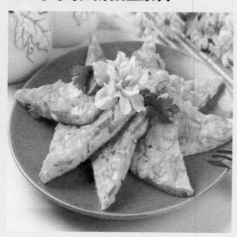

【调理功效】苦瓜具有补肾健脾、滋肝明目的功效，对肾炎所致发热、血压升高、水肿等症有一定的功效。

【原料】玉米粒100克，苦瓜85克，高筋面粉30克，玉米粉15克，鸡蛋液130克，盐少许，鸡粉2克，胡椒粉适量，食用油适量

【制作】

1　将洗净的苦瓜切薄片。

2　锅中注清水烧开，倒入洗净的玉米粒、苦瓜片，焯水后捞出，沥干水分，待用。

3　鸡蛋液倒入碗中，搅散，加入焯好的材料、高筋面粉、玉米粉，加盐、鸡粉、胡椒粉拌匀制成蛋糊，待用。

4　用油起锅，倒入调好的蛋液，铺开，摊平，煎至两面熟透，关火后盛出煎好的蛋饼，切小块，摆盘。

隐匿型肾小球肾炎

隐匿型肾小球肾炎是原发性肾小球疾病中常见的一种临床类型，可由链球菌或其他细菌、病毒等感染引起，病程长短不一，但肾功能可保持良好。

症状表现

隐匿型肾小球肾炎患者，在临床上无明显症状或体征，表现为持续性轻度蛋白尿、复发性或持续性血尿，无水肿、高血压、肾功能损害，仅部分患者血尿呈现持续性或间断性，在感冒、劳累后可能有腰酸、乏力、尿中红细胞异常增加，甚至出现肉眼血尿等非典型表现。

生活调养

1.定期监测血糖、血压的变化，预防和控制高血压、高血糖。
2.定期检查。隐匿型肾小球肾炎患者需要定期门诊随诊，重点检查血压、尿常规及肾功能，确保肾功能无异常。
3.勿滥用肾毒性药物。

饮食调养原则

1.忌食辛辣刺激性食物。辛辣食物均有不同程度的刺激作用，严重时会影响到肾脏功能。
2.少吃寒凉食物。寒凉的食物有损肾气，平时要少吃绿豆、螃蟹等食物。
3.饮食宜多样化，以补充全面的营养，增强机体免疫力，改善肾病症状。
4.坚持低盐饮食，减少钠的摄入，隐匿型肾小球肾炎患者还需控制钾的摄入量。

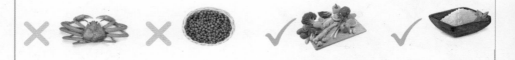

✅ **推荐食物：** 乌鸡、羊肉、鹌鹑、鸽肉、鲈鱼、鲫鱼、鲤鱼、牛奶、鸡蛋、白菜、丝瓜、冬瓜、西红柿、胡萝卜、苦瓜、木耳、柠檬、猕猴桃、银耳、薏米、赤豆。

❌ **忌吃食物：** 菠菜、苋菜、黄豆芽、韭菜、土豆、毛豆、芹菜、海带、咸肉、腊肉、火腿、熏肉、胡椒、芥末、咖喱、朝天椒、香蕉。

红腰豆炖猪骨

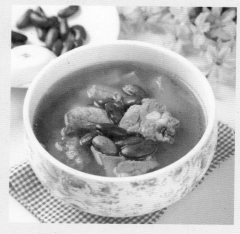

【调理功效】红腰豆具有补血益气、提高免疫力、降糖消渴的作用，本品可作为隐匿型肾小球肾炎患者的食疗佳品。

【原料】红腰豆150克，猪骨250克，姜片少许，盐2克，料酒适量

【制作】

1 锅中注入适量清水烧开，倒入猪骨，淋入少许料酒，氽片刻。

2 关火，将氽好的猪骨捞出，装盘备用。

3 砂锅中注入适量清水烧开，倒入猪骨，拌匀，加入姜片、红腰豆，淋入料酒，拌匀。

4 盖上盖，烧开后转小火炖1小时至熟。

5 揭盖，放入盐，拌匀，关火，将炖好的猪骨盛出装入碗中即可。

赤豆马蹄汤

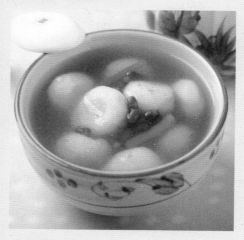

【调理功效】隐匿型肾小球肾炎患者适量食用本品，能起到润肠通便的作用，有利于改善体虚气弱的症状。

【原料】马蹄肉60克，水发赤豆150克，姜片少许，葱段少许，盐2克，鸡粉12克

【制作】

1 砂锅中注入适量清水烧开，倒入洗好的赤豆。

2 盖上盖，用大火煮开后转小火煮30分钟。

3 揭盖，放入姜片、葱段、马蹄肉。

4 再盖上盖，续煮30分钟至食材熟透。

5 揭盖，加入盐、鸡粉，拌匀调味即可。

黄菜花鸡蛋汤

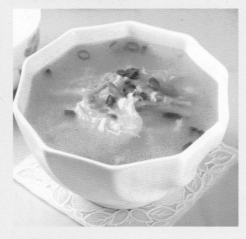

【原料】水发黄菜花100克，鸡蛋50克，葱花少许，盐2克，食用油适量

【制作】

1　将洗净的黄菜花切去根部；将鸡蛋打入碗中，打散、调匀，待用。

2　锅中注清水烧开，加入盐。

3　放入切好的黄菜花，淋入食用油，搅拌匀，用中火煮约2分钟，至其熟软。

4　倒入蛋液，边煮边搅拌，略煮一会儿，至液面浮出蛋花。

5　关火后盛出煮好的鸡蛋汤，装入碗中，撒上葱花即成。

【调理功效】本品有消炎、清热、利湿的功效。

白萝卜炖鹌鹑

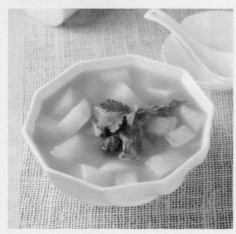

【原料】白萝卜300克，鹌鹑（人工养殖）肉200克，党参3克，红枣、枸杞各2克，姜片少许，盐、鸡粉各2克，料酒9毫升，胡椒粉适量

【制作】

1　洗净去皮的白萝卜切条，用斜刀切块。

2　锅中注清水烧开，倒入鹌鹑肉，淋入4毫升料酒拌匀去腥，捞出。

3　砂锅中注清水烧开，倒入余好的鹌鹑肉，放入姜片、党参、枸杞、红枣、5毫升料酒。

4　煮约30分钟，倒入白萝卜，转小火续煮15分钟，加入盐、鸡粉、胡椒粉，拌匀调味即可。

【调理功效】鹌鹑肉具有补中益气、保肝护肾、强身健体等功效，隐匿型肾小球肾炎患者食用，有助于缓解病症。

芝麻拌芋头

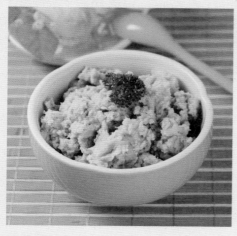

【调理功效】芋头含有多种微量元素，可帮助隐匿型肾小球肾炎患者调整微量元素缺乏导致的生理异常。

【原料】芋头300克，熟白芝麻25克，白糖7克，老抽1毫升

【制作】

1　洗净去皮的芋头切成小块；把切好的芋头装入蒸盘中，待用。

2　蒸锅上火烧开，放入蒸盘，盖上盖，用中火蒸约20分钟，至芋头熟软。

3　揭盖，取出蒸盘，放凉待用。

4　取一个大碗，倒入蒸好的芋头，加入白糖、老抽，拌匀，压成泥状。

5　撒上白芝麻，搅拌匀，至白糖完全溶化。

6　另取一碗，盛入拌好的食材即可。

胡萝卜奶油糙米糊

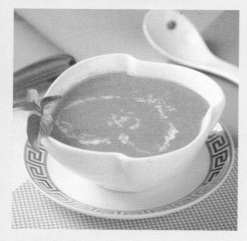

【调理功效】糙米是调养肠胃的健康食品，有助于隐匿型肾小球肾炎患者健脾养胃，补充营养。

【原料】去皮胡萝卜、水发糙米350克，淡奶油、蜂蜜各15克

【制作】

1　洗净的胡萝卜切粗条，改切成丁。

2　备好豆浆机，取出机头，倒入胡萝卜，放入泡好的糙米。

3　注入适量清水至水位线，倒入蜂蜜，盖上机头。

4　按"选择"键，选择"米糊"，再按"启动"键，米糊开始煮制。

5　取下豆浆机机头，将米糊盛入碗中，以画图的方式浇上淡奶油即可。

间质性肾炎

间质性肾炎是一组由多种原因引起的以肾脏间质炎症为主要病变的肾脏疾病，有急性和慢性两类。间质性肾炎主要由药物过敏、感染、尿路梗阻、代谢性疾病等引起。

症状表现

急性间质性肾炎：临床表现各异，无特异性。常出现少尿性或非少尿性急性肾衰竭，并常因肾小管功能损害出现肾性糖尿、低比重及低渗透压尿。

慢性间质性肾炎：起病隐匿，慢性或急性起病，肾功能逐渐减退。早期以肾小管、间质损伤为主，晚期会出现肾小球滤过率降低、肾小球硬化。

生活调养

1.间质性肾炎患者不宜进行锻炼，应卧床休息。

2.并发恶心呕吐患者应观察呕吐物的性状，并及时清理掉呕吐物；血尿患者应每日观察小便的颜色，并做好记录。

3.测量血压。定期测量血压，尤其在肾功能不全、肾病并发高血压时。

饮食调养原则

1.限制高纤维食物的摄入。限制食用高纤维的食物，对预防肾间质纤维化发展有利。

2.限制蛋白质的摄入。急性期，肾功能急剧减退，应限制蛋白质饮食；当病情好转后可开始逐渐增加蛋白质的量，但每日不得超过每千克体重0.8克。

3.多补充水分。患者在尿少或水肿时，可食用利尿的食材和药材，促进尿液的排出。

4.适量摄入含钾的食物。有多尿、尿频、肾性尿崩症状的慢性间质性肾炎患者，体内的钾流失较快，应予以适量补充。

✅ **推荐食物：** 鹌鹑、乌鸡、鸽肉、猪肉、鲫鱼、鲤鱼、牛奶、鸡蛋、鹌鹑蛋、丝瓜、冬瓜、西红柿、胡萝卜、黄瓜、南瓜、玉米、马蹄、黑木耳、柠檬、猕猴桃、苹果、银耳。

❌ **忌吃食物：** 咸鱼、咸肉、腊肉、烤肉、火腿、熏肉、胡椒、芥末、咖喱、辣椒、咸菜、泡菜、花椒、冰激凌。

猴头菇煲鸡汤

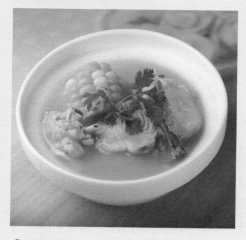

【调理功效】本品对食欲不振、便溏、神经衰弱等症有食疗作用，间质性肾炎患者可适量食用。

【原料】水发猴头菇50克，玉米块120克，鸡肉块350克，姜片少许，鸡粉、盐各2克，料酒8毫升

【制作】

1　洗好的猴头菇切成小块。

2　锅中注清水烧开，倒入鸡块，淋入4毫升料酒，汆去血水，捞出。

3　砂锅中注清水烧开，放入玉米块、猴头菇、鸡肉块，放入姜片，淋入4毫升料酒，搅拌匀。

4　盖上盖，烧开后用小火煮30分钟，至食材熟透。

5　揭开盖，放入鸡粉、盐，拌匀调味，关火后盛出煲好的鸡汤，装入汤碗中即可。

红薯莲子银耳汤

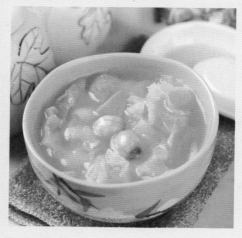

【调理功效】本品有补脾、益肺、益肾等作用，适合间质性肾炎患者食用。

【原料】红薯130克，水发莲子150克，水发银耳200克，白糖适量

【制作】

1　将洗好的银耳切去根部，撕成小朵；去皮洗净的红薯切丁。

2　砂锅中注清水烧开，倒入莲子、银耳。

3　盖上盖，烧开后改小火煮约30分钟，至食材变软；揭盖，倒入红薯丁，拌匀。

4　盖上盖，小火续煮约15分钟，至食材熟透。

5　揭盖，加入白糖，拌匀，转中火，煮至白糖溶化，关火后盛出煮好的银耳汤即可。

胡萝卜西红柿汤

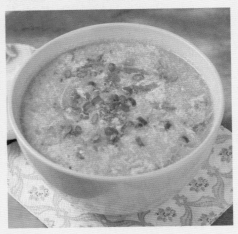

【调理功效】本品有增强免疫力、健脾益胃、降脂降压、排毒利尿的作用。

【原料】胡萝卜30克，西红柿120克，鸡蛋1个，姜丝、葱花、盐、食用油各少许，鸡粉2克

【制作】

1 去皮的胡萝卜切薄片；西红柿切片；鸡蛋打入碗中，拌匀。

2 锅中倒入食用油烧热，放入姜丝，爆香，倒入胡萝卜片、西红柿片，炒匀。

3 注入适量清水，盖上锅盖，用中火煮3分钟。

4 揭开锅盖，加入盐、鸡粉，搅拌均匀至食材入味。

5 倒入蛋液，边倒边搅拌，至蛋花成形，关火盛出汤，撒上葱花即可。

脱脂奶鸡蛋羹

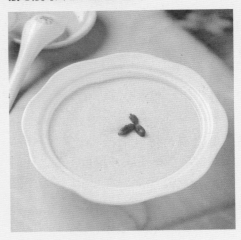

【调理功效】间质性肾炎患者食用脱脂奶，可以减少脂肪酸尤其是饱和脂肪酸的摄入。

【原料】鸡蛋2个，脱脂牛奶150毫升

【制作】

1 把鸡蛋打入碗中，搅散、拌匀，倒入备好的脱脂牛奶，搅拌匀。

2 注入少许清水，搅拌匀，制成蛋液，待用。

3 取一蒸碗，倒入调好的蛋液，倒至八分满，覆上一层保鲜膜，盖好，静置一小会儿，待用。

4 蒸锅上火烧开，放入蒸碗，盖上盖，用大火蒸约10分钟，至食材熟透。

5 关火后揭开盖，取出蒸碗。

6 稍微冷却后去除保鲜膜即可。

丝瓜烧板栗

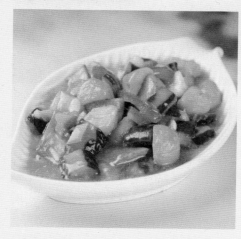

【原料】板栗140克，丝瓜130克，彩椒40克，盐2克，蚝油5克、蒜末、水淀粉、食用油各适量

【制作】

1 将板栗对半切开，丝瓜切成小块，洗净的彩椒切成小块。

2 锅中注清水烧开，放入板栗，煮约1分钟，捞出，沥干，待用。

3 用油起锅，放入蒜末，爆香，倒入焯好的板栗，翻炒匀，注入适量清水，加入盐、蚝油，拌匀调味，，煮沸后焖约5分钟；倒入丝瓜块、彩椒块，用小火续煮约2分钟，转大火收汁，倒入水淀粉炒匀，至汤汁收浓即成。

【调理功效】有尿频、尿痛、烦渴等症的间质性肾炎患者食用本品，可缓解不适症状。

生菜南瓜沙拉

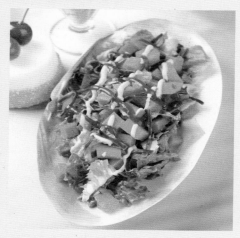

【原料】生菜、南瓜各70克，胡萝卜、紫甘蓝各50克，牛奶30毫升，沙拉酱、番茄酱各适量

【制作】

1 洗净去皮的胡萝卜切丁；去皮的南瓜切丁；生菜切成块；紫甘蓝对切开，切成丝。

2 锅中注清水大火烧开，倒入胡萝卜、南瓜、紫甘蓝，焯水片刻，捞出放入凉水中，冷却后捞出，装入碗中，放入生菜，搅匀。

3 取一个盘，倒入蔬菜、牛奶，挤上适量的沙拉酱、番茄酱即可。

【调理功效】间质性肾炎患者食用南瓜，可缓解尿痛、少尿情况。

慢性肾盂肾炎

慢性肾盂肾炎多数是由急性肾盂肾炎未能及时治疗转化而来的。炎症的反复发作会导致肾间质、肾盂、肾盏的损害，形成瘢痕，以致肾发生萎缩和出现功能障碍。

症状表现

慢性肾盂肾炎的症状表现复杂，轻重不一，可分为：无明显症状，只表现为无尿路感染症状的细菌尿和尿中有少量白细胞和尿蛋白；全身中毒症状，如畏寒、发热、乏力、食欲不振；局部症状，如腰酸、腰痛及脊肋角叩痛；膀胱刺激症状，如尿频、尿急、尿痛及排尿困难。

生活调养

1.注意观察有无发热和尿路刺激症状。
2.慢性肾盂肾炎急性发作期应多饮水，每日摄入量2500毫升以上。
3.注意用药安全，避免使用损害肾脏的药物。
4.注意外阴及尿道口的清洁卫生，特别是在月经期、妊娠期。

饮食调养原则

1.饮食宜清淡、易消化。部分患者会出现食欲不振等症状，在饮食上宜清淡。
2.保持低盐、低钠饮食。特别是有水肿和并发高血压的患者，每日食盐应小于3克，高度水肿者应控制在每日2克以下，咸鱼、各种咸菜均应忌食。
3.限制含嘌呤高的食物。高嘌呤食物在肾功能不良时，其代谢产物不能及时排出，对肾功能有负面影响。
4.多吃蔬菜和水果。多吃富含维生素C的食物，提高机体的抗病能力，避免出现贫血。

✅ **推荐食物**：牛奶、鸡蛋、白菜、丝瓜、冬瓜、西红柿、胡萝卜、苦瓜、黄瓜、南瓜、玉米、马蹄、黑木耳、柠檬、猕猴桃、银耳、薏米、赤豆。

❌ **忌吃食物**：咸菜、泡菜、咸鱼、咸肉、腊肉、烤肉、火腿、熏肉、胡椒、芥末、咖喱、干辣椒、花椒、八角、桂皮。

桑葚茯苓粥

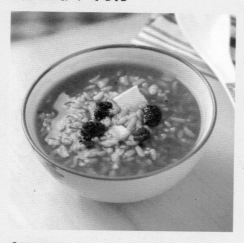

【调理功效】本品可缓解慢性肾盂肾炎所致消化不良、食欲不振等症。

【原料】水发大米160克，茯苓40克，桑葚干少许，白糖适量

【制作】

1　砂锅中注入适量清水烧热，倒入茯苓，撒上洗净的桑葚干、大米。

2　盖盖，大火烧开后改小火煮约50分钟，至米粒变软。

3　揭盖，加入适量白糖，搅拌匀，略煮一会儿，至糖分溶化。

4　关火后盛出煮好的桑葚茯苓粥，装在小碗中即可。

茅根瘦肉汤

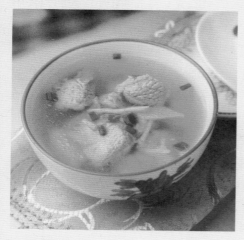

【调理功效】本品有助于改善慢性肾盂肾炎患者体虚、易疲劳的症状，搭配茅根，还有消水肿的作用。

【原料】猪瘦肉200克，茅根8克，姜片、葱花各少许，盐2克，料酒3毫升

【制作】

1　将洗净的猪瘦肉切大块。

2　锅中注入适量清水烧开，放入瘦肉块，拌匀，淋入料酒，煮约1分钟，捞出，沥干水分，待用。

3　砂锅中注清水烧开，倒入洗净的茅根，放入瘦肉块，撒上姜片。

4　盖上盖，烧开后用小火煮约1小时，至食材熟透；揭盖，加入盐，拌匀调味，关火后盛出煮好的汤，撒上葱花即成。

蒸鱼蓉鹌鹑蛋

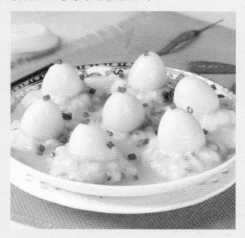

【调理功效】慢性肾盂肾炎患者食用本品有改善体虚、乏力等症状的功效。

【原料】熟鹌鹑蛋300克，鱼蓉150克，蛋清25克，葱花、姜末各少许，盐3克，料酒5毫升，水淀粉4毫升，白胡椒粉、鸡粉各适量

【制作】

1   取一个碗，倒入鱼蓉、姜末、葱花、蛋清，加入少许白胡椒粉、2毫升水淀粉，搅拌匀。

2   取一个蒸盘，将鱼蓉抓成多个团状，摆放在盘底，放上鹌鹑蛋，待用；蒸锅上火烧开，放入蒸盘，蒸10分钟，取出。

3   锅中注入清水，加2克盐、鸡粉、白胡椒粉、料酒，搅匀煮开，倒入2毫升水淀粉勾芡，将芡汁浇入盘内。

凉拌马齿苋

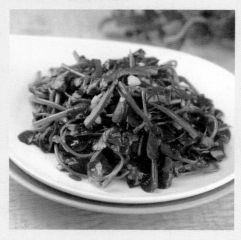

【调理功效】慢性肾盂肾炎患者食用本品可提高机体的抗病能力。

【原料】马齿苋300克，蒜末15克，盐3克，鸡粉2克，生抽3毫升，香油、食用油各适量

【制作】

1   锅中加入适量清水，用大火烧开，加入食用油、1克盐，放入洗净的马齿苋，煮约1分钟。

2   把煮熟的马齿苋捞出，备用。

3   把马齿苋倒入碗中，加入蒜末、2克盐、鸡粉、生抽、香油，拌匀调味。

4   将拌好的马齿苋盛出装盘即可。

急性肾盂肾炎

急性肾盂肾炎是指肾盂黏膜及肾实质的急性感染性疾病，主要是由于大肠杆菌或变形杆菌、葡萄球菌、粪链球菌及绿脓杆菌等引起的感染。感染途径有上行性感染和血行性感染两种。

症状表现

临床表现为腰痛、尿频、尿急、尿痛等膀胱刺激症状，并伴有发热、畏寒、头痛、恶心、呕吐等全身症状，严重者会发生中毒性休克。检查时肾区会有压痛及叩击痛，血液化验会出现白细胞数升高和血沉加快，通常不会出现高血压和氮质血症的症状。病情反复发作后容易转为慢性。

生活调养

1.定期化验尿，掌握病情，控制病情，有效治疗急性肾盂肾炎。
2.女性尤其应注意月经期、妊娠期的卫生，保持外阴清洁，慎用盆浴，避免细菌感染。女婴时期应注意尿布的清洁无菌。

饮食调养原则

1.饮食宜清淡、易消化。部分患者会出现食欲不振等症状，在饮食上宜清淡。
2.保持低盐、低钠饮食。特别是有水肿和并发高血压的患者，每日食盐应小于3克，高度水肿者应控制在每日2克以下，咸鱼、各种咸菜均应忌食。
3.限制含嘌呤高的食物。高嘌呤食物在肾功能不良时，其代谢产物不能及时排出，对肾功能有负面影响。
4.多吃蔬菜和水果。多吃富含维生素C的食物，提高机体的抗病能力，避免出现贫血。

✅ **推荐食物：**羊肉、鹌鹑、乌鸡、鸽肉、鲈鱼、鲫鱼、鲤鱼、牛奶、鸡蛋、白菜、丝瓜、冬瓜、西红柿、胡萝卜、苦瓜、黄瓜、马蹄、木耳、柠檬、猕猴桃。

❌ **忌吃食物：**黄豆芽、韭菜、菠菜、苋菜、竹笋、土豆、毛豆、芹菜、海带、咸肉、腊肉、火腿、熏肉、胡椒、芥末、咖喱、干辣椒。

金樱子大米粥

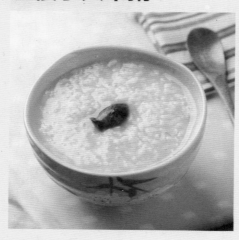

【**调理功效**】大米含多种维生素、氨基酸，急性肾盂肾炎患者常食，可起到补中益气、健脾养胃、益精强志等作用。

【原料】金樱子5克，大米300克

【制作】

1 砂锅中注入适量清水，用大火烧热，倒入备好的金樱子、大米。

2 盖上锅盖，烧开后改用小火煮1小时至大米熟软。

3 揭开锅盖，搅拌均匀，关火后盛出煮好的粥，装入碗中即可。

黄瓜胡萝卜汁

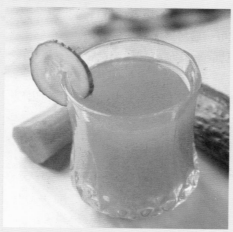

【**调理功效**】急性肾盂肾炎患者常食本品，能有效改善新陈代谢。

【原料】胡萝卜150克，黄瓜180克

【制作】

1 洗净的黄瓜切成条形，再切成小块，备用；洗好的胡萝卜切成条，再切成丁，备用。

2 取备好的榨汁机，选择搅拌刀座组合，倒入切好的胡萝卜、黄瓜，加入适量纯净水。

3 盖上盖，选择"榨汁"功能，启动榨汁机，榨取果汁。

4 将榨好的果汁倒入滤网中，滤取果汁后倒入杯中即可饮用。

香橙排骨

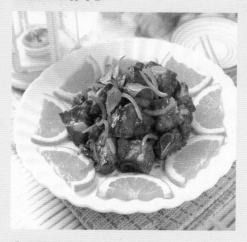

【调理功效】急性肾盂肾炎患者常食本品，有很好的补益之效。

【原料】猪小排500克，香橙250克，橙汁25毫升，盐3克，料酒、生抽、老抽、水淀粉、食用油各适量

【制作】

1　洗净的香橙取部分切片，取一盘，在盘子周围摆好切好的香橙；将剩余的香橙切去瓤，将香橙皮切丝。

2　将排骨倒入碗中，加入少许生抽、水淀粉，拌匀腌渍30分钟后倒入热油锅中炸至转色，捞出备用。

3　用油起锅，倒入排骨，加入料酒、生抽、橙汁，注清水，放入盐、拌匀，转小火焖至熟，倒入部分香橙丝，关火后盛出排骨，装入摆有香橙的盘中，撒上剩余的香橙丝。

西红柿炒山药

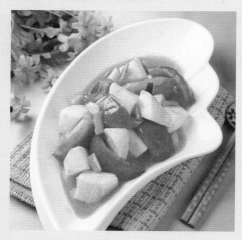

【调理功效】西红柿有促进新陈代谢、排毒利尿等功效，适合食欲不振、排尿不畅的急性肾盂肾炎患者食用。

【原料】去皮山药200克，西红柿150克，大葱10克，大蒜、葱段各5克，盐、白糖各2克，鸡粉3克，水淀粉、食用油各适量

【制作】

1　洗净的山药切成块；洗好的西红柿切成小瓣；处理好的大蒜切片；洗净的大葱切段。

2　锅中注清水烧开，加入少许食用油，倒入山药，焯片刻至断生，关火后捞出，备用。

3　用油起锅，倒入大蒜、大葱、西红柿、山药，炒匀，加入盐、白糖、鸡粉，炒匀，倒入水淀粉，炒匀，加入葱段，翻炒约2分钟至熟。

狼疮肾炎

狼疮肾炎是系统性红斑狼疮（SLE）并发双肾不同病理类型的免疫性损害，同时伴有明显肾脏损害临床表现的一种疾病。

症状表现

全身出现间断发热，颧部红斑（蝶形红斑），盘状红斑，关节炎，浆膜炎，神经系统异常（抽搐或精神病）。肾脏出现血尿、腰酸或高血压，即肾炎样表现；大量蛋白尿、低蛋白血症、水肿，即肾病综合征样表现；血尿、蛋白尿伴肾功能急剧减退，呈急进性肾炎表现；肾间质病变；慢性肾功能衰竭。

生活调养

1.避免感染。患者易受到细菌侵犯而引起各器官的感染，在日常保健中尤其要注意防止感染。

2.避免日照。必须要外出时，需注意做好防晒的工作。

3.适量运动。适量运动对身体有益，可选散步、打太极拳等。

饮食调养原则

1.少食或不食具有增强光敏感作用的食物，如无花果、黄泥螺等。

2.限制盐的摄入量。患者身体易出现水钠潴留，引发血压升高，因此每日盐的摄入量宜在3克以内。

3.多补充维生素和矿物质。摄入适量的蔬菜和水果，补充维生素和矿物质，有利于增强免疫力。

4.摄入适量优质蛋白质。患者体内流失大量蛋白质，需摄入优质蛋白质来维持蛋白质的平衡。

✔ **推荐食物：** 鸽肉、猪肉、鹌鹑、鸡肉、鲫鱼、牛奶、鸡蛋、鹌鹑蛋、山药、莴笋、西红柿、胡萝卜、菜花、黄瓜、南瓜、马蹄、黑木耳、柠檬、猕猴桃、银耳。

✘ **忌吃食物：** 咸鱼、咸肉、腊肉、火腿、肥肉、狗肉、香菜、上海青、芹菜、蘑菇、香菇、咸菜、泡菜、酱菜、茶叶、胡椒、芥末、咖喱、朝天椒、干辣椒、花椒。

黄芪茯苓薏米汤

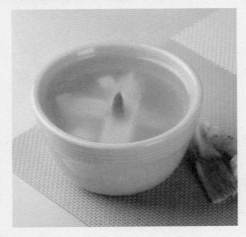

【原料】黄芪10克，茯苓12克，水发薏米60克，白糖15克

【制作】

1 砂锅中注入适量清水烧开。

2 倒入洗净的黄芪、茯苓、薏米。

3 盖上盖，烧开后用小火炖20分钟，至其析出有效成分。

4 揭开盖，放入备好的白糖，拌匀，略煮片刻，至白糖溶化。

5 关火后盛出煮好的汤，装入碗中即可。

【调理功效】茯苓有渗湿利水等功效，黄芪可补气活血，薏米能健脾利水，本品可有效缓解狼疮肾炎水肿的症状。

赤豆葛根老黄瓜汤

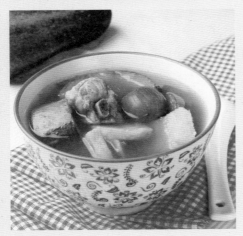

【原料】老黄瓜175克，排骨块150克，去皮葛根75克，蜜枣45克，水发赤豆85克，盐2克

【制作】

1 洗净的葛根切片；洗好的老黄瓜切段，挖去内瓤部分。

2 锅中注入适量清水烧开，倒入洗净的排骨块，汆片刻。

3 关火后捞出汆好的排骨块，沥干水分，装入盘中备用。

4 砂锅中注入适量清水烧开，倒入排骨块、赤豆、葛根片、蜜枣、老黄瓜，拌匀；加盖，大火煮开后转小火煮2小时至熟。

5 揭盖，加入盐，稍稍搅拌至入味。

【调理功效】赤豆具有很好的利湿消肿、清热退黄、解毒排脓功效，对狼疮肾炎引起的水肿有一定的食疗作用。

黄精山药鸡汤

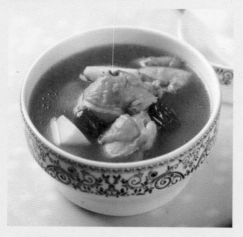

【调理功效】黄精对脾肾有极好的滋补强壮之效，且对多种致病性真菌有抑制作用，狼疮肾炎患者可适量食用。

【原料】鸡腿800克，去皮山药150克，红枣、黄精各少许，盐、鸡粉各1克，料酒10毫升

【制作】

1　洗净的山药切滚刀块。

2　沸水锅中倒入鸡腿，加入5毫升料酒，余一会儿，捞出，装盘。

3　另起砂锅注清水，倒入红枣、黄精、鸡腿，加入5毫升料酒，拌匀。

4　加盖，用大火煮开后转小火煮30分钟至食材七八成熟。

5　揭盖，倒入切好的山药，拌匀；加盖，煮20分钟至食材有效成分析出；揭盖，加盐、鸡粉拌匀，关火后盛出煮好的汤，装碗即可。

薏米荷叶山楂茶

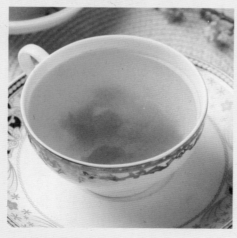

【调理功效】薏米有健脾益胃的作用，荷叶可消暑利湿。食用本品可缓解狼疮肾炎的水肿、高血压等症状。

【原料】山楂15克，薏米30克，荷叶、枸杞各少许

【制作】

1　洗净的山楂切去头尾，切开，去核，装入杯中，备用。

2　砂锅中注入适量清水烧开，倒入备好的薏米、荷叶、枸杞。

3　放入切好的山楂，搅拌均匀。

4　盖上盖，烧开后用小火煮约15分钟至药材析出有效成分。

5　揭盖，关火后盛出煮好的茶水，倒入杯中，趁热饮用药茶即可。

西红柿炒扁豆

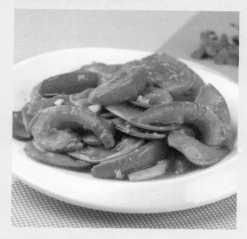

【调理功效】西红柿具有很好的健脾利湿作用，本品特别适合狼疮肾炎患者食用。

【原料】西红柿90克，扁豆100克，蒜末、葱段各少许，盐、鸡粉各2克，料酒4毫升，水淀粉、食用油各适量

【制作】

1　将洗净的西红柿切成小块。

2　锅中注清水烧开，放入少许食用油，倒入扁豆，焯水，沥干水分，待用。

3　用油起锅，爆香蒜末、葱段，倒入西红柿，炒出汁水。

4　再放入焯好的扁豆，翻炒匀，淋入料酒，炒匀提鲜，注入清水，翻动食材，转小火，加入盐、鸡粉，炒匀调味。

5　用大火收汁，倒入水淀粉，炒匀，关火后盛出，装盘即可。

木耳山药

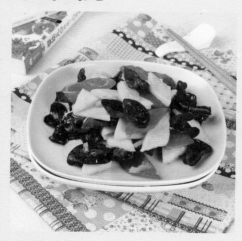

【调理功效】狼疮肾炎患者食用本品可改善多种并发症。

【原料】水发木耳80克，去皮山药200克，圆椒40克，彩椒35克，葱段、姜片各少许，盐、鸡粉各2克，蚝油3克，食用油适量

【制作】

1　洗净的圆椒、彩椒分别切开，去子，切成块；洗净去皮的山药切开，再切成厚片。

2　锅中注清水烧开，倒入山药、木耳、圆椒、彩椒，焯片刻至断生，将食材捞出，沥干水分，待用。

3　用油起锅，爆香姜片、葱段，放入蚝油、焯好的食材。

4　加入盐、鸡粉，翻炒片刻至入味。

5　将炒好的菜肴盛出装入盘中即可。

紫癜肾炎

紫癜肾炎，又称过敏性紫癜肾炎，是过敏性紫癜出现肾脏损害时的表现，以坏死性小血管炎为主要病理改变。

症状表现

紫癜肾炎首发和主要临床表现为皮疹，一般发生在四肢远端、臀部及下腹部，多对称性分布，稍高于皮肤表面，有痒感，1～2周后逐渐消退。部分患者有游走性关节疼痛感或出现腹痛、腹泻等不适。肾脏主要表现为尿异常、蛋白尿、血尿，部分患者可能伴有肾功能下降。

生活调养

1.避免与过敏原接触。应禁食生葱、生蒜、辣椒、酒类等食物，避免与花粉、昆虫等过敏原接触。
2.注意休息，避免劳累。
3.注意保暖，防止感冒，清除慢性感染病灶。
4.为防止复发，治愈后应坚持巩固治疗一疗程。

饮食调养原则

1.适当摄入蛋白质。为维持机体正常的免疫功能，一般蛋白质摄入以每日每千克体重1克为宜，且以优质蛋白质为主。
2.限制钠盐的摄入。紫癜肾炎患者若出现水肿及高血压，则需采用低盐膳食，每日摄取食盐2～3克。
3.水的摄入量。患者如果发生水肿，应根据每日尿量及水肿程度来掌握水的摄入量。
4.忌食容易引起过敏的食物。如虾、蟹、香菜、狗肉及辛辣的食物等。

推荐食物：鸽肉、猪肉、鹌鹑、鸡肉、鲫鱼、牛奶、鸡蛋、鹌鹑蛋、山药、莴笋、西红柿、胡萝卜、菜花、黄瓜、南瓜、马蹄、黑木耳、柠檬、猕猴桃、银耳、红枣。

忌吃食物：咸鱼、咸肉、腊肉、烤肉、火腿、熏肉、肥肉、狗肉、动物肝脏、虾、蟹、香菜、茶叶、芥末、咖喱、朝天椒、干辣椒、花椒、酱油、咸菜、泡菜、酱菜。

藕丁西瓜粥

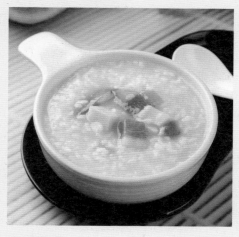

【调理功效】西瓜水分含量高，食用后会增加排尿量，能排出体内多余的盐分，减轻水肿，特别是腿部水肿。

【原料】莲藕150克，西瓜180克，大米200克

【制作】

1 洗净去皮的莲藕切成片，再切条，改切成丁；西瓜切成瓣，去皮，再切成块，备用。

3 砂锅中注入适量清水烧热，倒入洗净的大米，搅匀。

4 盖上锅盖，煮开后转小火煮40分钟至食材熟软。

5 揭开锅盖，倒入莲藕、西瓜。

6 再盖上锅盖，用中火煮20分钟；揭开锅盖，搅拌均匀即可。

参乳鸽汤

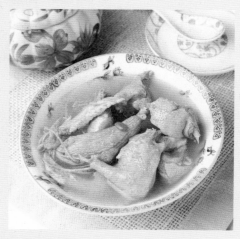

【调理功效】本品可起到补充蛋白质、保肝护肾、滋补强身的作用，紫癜肾炎患者可适量食用。

【原料】净乳鸽1只，白参25克，枸杞、姜片、胡椒粉各少许，盐、鸡粉各2克

【制作】

1 将处理干净的乳鸽斩成小件。

2 锅中注入适量清水烧开，放入切好的乳鸽，搅散，汆去血渍，捞出，沥干水分，待用。

3 砂锅中注清水烧热，倒入汆好的乳鸽，放入白参，撒上姜片，倒入洗净的枸杞，搅散。

4 盖上盖，烧开后转小火煲煮约150分钟，至食材熟透。

5 揭盖，加入盐、鸡粉，拌匀，撒上胡椒粉，拌煮至汤汁入味。

雪梨苹果山楂汤

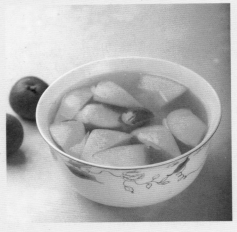

【调理功效】山楂具有消食化积、理气散瘀等功效，对减轻部分紫癜肾炎患者出现的腹痛、腹泻症状有利。

【原料】苹果100克，雪梨90克，山楂80克，冰糖40克

【制作】

1　将洗净的雪梨去核，切块；洗好的苹果切瓣，去核，把果肉切成块；洗净的山楂去核，切小块。

2　砂锅中注入适量清水烧开，倒入切好的食材，搅拌匀。

3　用大火煮沸，再盖上盖，煮3分钟。

4　揭盖，倒入备好的冰糖，搅拌匀，用中火续煮一会儿，至糖分溶化。

5　关火后盛出山楂汤，装入汤碗中即可。

银耳莲子马蹄羹

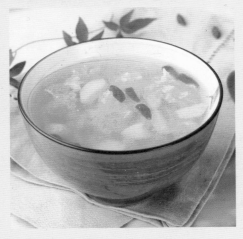

【调理功效】本品可缓解紫癜肾炎患者的不适症状。

【原料】水发银耳150克，去皮马蹄80克，水发莲子100克，枸杞15克，冰糖40克

【制作】

1　将洗净的马蹄去皮，切碎。

2　砂锅中注入适量清水烧开，倒入马蹄、莲子、银耳，拌匀，大火煮开转小火煮1小时至熟。

3　加入冰糖、枸杞，拌匀，续煮10分钟至冰糖溶化，搅拌至入味。

肾囊肿

肾囊肿是肾脏内出现大小不等的、与外界不相通的囊性肿块的总称，包括单纯性肾囊肿、先天性多囊肾等，患者平时无明显症状，可通过B超检查发现肾脏上的囊肿。

症状表现

绝大多数肾囊肿患者并无明显症状，只有当囊肿压迫引起血管闭塞以及囊内压力增高、受感染等情况发生时，才会出现腰部和腹部不适或疼痛、血尿、少量蛋白尿、腹部肿块、高血压、肾功能减退等症状。先天性多囊肾在大多数情况下没有症状，不会造成严重后果，偶尔会出现血尿或引起肾盂肾炎反复发作。

生活调养

1.适量运动。
2.根据天气温度变化随时增减衣服，避免受凉、感冒。
3.半年体检一次（包括血压、尿常规、肾功能），避免一切肾毒性药物的摄入。
4.保持乐观的情绪。
5.切忌盲目进补。

饮食调养原则

1.宜食清淡易消化食物，忌海鲜、牛肉、羊肉，忌辛辣刺激类、烧烤类食物。
2.摄入优质蛋白质。适量选用富含优质蛋白质的食物，如鲜牛奶、猪瘦肉、鸡蛋等。
3.注意杂粮类、高纤维、高维生素食物的补充，多吃新鲜蔬果，以维持正常的生理代谢。
4.少吃动物内脏，如猪肠、猪肺、猪肚等。
5.忌饮酒类、饮料，以避免酒类、饮料对肾脏产生刺激。

✓ **推荐食物：** 鹌鹑、鸡肉、鸽肉、猪肉、鲫鱼、牛奶、鸡蛋、鹌鹑蛋、丝瓜、西红柿、胡萝卜、菜花、芹菜、黄瓜、南瓜、马蹄、黑木耳、银耳、柠檬、猕猴桃。

✗ **忌吃食物：** 牛肉、羊肉、螃蟹、海鱼、咸鱼、咸肉、腊肉、烤肉、火腿、熏肉、香菜、茶叶、胡椒、芥末、咖喱、朝天椒、干辣椒、花椒、咸菜、泡菜。

山药茅根粥

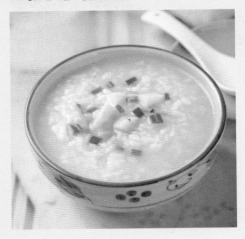

【调理功效】白茅根有清热、利尿的作用，有利于减轻血尿、水肿、少尿等不适症状，本品适合肾囊肿患者食用。

【原料】山药30克，白茅根5克，大米200克，葱花少许

【制作】

1　洗净去皮的山药切成片，再切条，改切成丁，备用。

2　砂锅中注入适量清水，倒入洗净的白茅根，拌匀，用大火煮开。倒入洗好的大米，拌匀。

3　煮开后转小火煮40分钟。

4　倒入切好的山药，拌匀，续煮20分钟至食材熟透。

5　关火后揭盖，盛出煮好的粥，装入碗中，撒上葱花即可。

胡萝卜南瓜粥

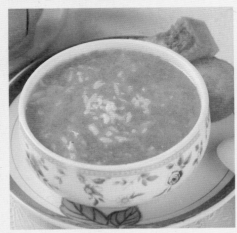

【调理功效】南瓜和胡萝卜均是低热量、高纤维素、高维生素的食物。有利于维持肾囊肿患者正常的生理功能。

【原料】水发大米80克，南瓜90克，胡萝卜60克

【制作】

1　洗好的胡萝卜切薄片，切成细丝，再改切成粒；洗净去皮的南瓜切成丁，备用。

2　砂锅中注入适量清水烧开，倒入洗净的大米，搅拌均匀，放入切好的南瓜、胡萝卜，搅拌均匀。

3　盖上锅盖，烧开后用小火煮约40分钟至食材熟软。

4　揭开锅盖，持续搅拌一会儿即可。

冬瓜黄豆山药排骨汤

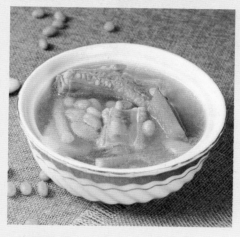

【调理功效】适量食用本品有助于补充身体消耗的蛋白质及矿物质，维持肾囊肿患者机体正常的生理功能。

【原料】冬瓜250克，排骨块300克，水发黄豆100克，水发白扁豆100克，党参30克，山药20克，姜片少许，盐2克

【制作】

1 洗净的冬瓜切块。

2 锅中注入适量清水烧开，倒入排骨块汆水，捞出沥干，装盘待用。

3 砂锅中注入适量清水，倒入排骨块、冬瓜、黄豆、白扁豆、姜片、山药、党参，拌匀。

4 加盖，大火煮开转小火煮2小时至有效成分析出。

5 揭盖，加入盐，稍稍搅拌至入味，关火后盛出煮好的汤，装入碗中。

松仁玉米炒黄瓜丁

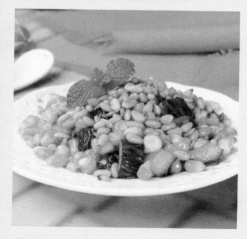

【调理功效】玉米、黄瓜维生素含量高，搭配松仁食用，可为肾囊肿患者提供多种营养素。

【原料】玉米粒200克，松仁100克，黄瓜85克，盐、葱花、蒜末、白糖、水淀粉、食用油各适量

【制作】

1 将洗净的黄瓜切条，去除瓜瓤，再切成小丁。

2 锅中注入食用油，烧热，放入松仁，炸至金黄色，捞出，沥干油。

3 锅中留适量余油，放入蒜末爆香，倒入黄瓜丁、玉米粒，注入少许清水，加白糖、盐，炒匀。

4 用水淀粉勾芡，撒上葱花，盛出装盘，放入松仁即可。

肾病综合征

肾病综合征分为原发性、继发性、遗传性三大类，其临床表现类似。原发性肾病综合征属于原发性肾小球疾病，有多种病理类型，可由多种病因引起。

症状表现

肾病综合征最基本的特征是大量蛋白尿，并由此引发高度水肿、高脂血症和低蛋白血症，即所谓的"三高一低"，患者往往表现为食欲减退、蛋白质吸收减弱，严重者会出现浆膜腔积液、无尿、内分泌紊乱和免疫功能低下等症状。肾病综合征还易引发一些并发症，如感染、急性肾衰竭、蛋白质及脂肪代谢紊乱等。

生活调养

1.适量运动。在体力允许的情况下，可适当运动，如散步、做操、打太极拳等，活动以不感觉累为度，因为劳累会使病情反复或加重。
2.预防感冒。感冒容易造成人体免疫损害，引发肾病复发或发作，患者平时应积极预防感冒。

饮食调养原则

1.饮食宜清淡、易消化、低脂。肾病综合征患者常伴有胃肠道黏膜水肿及腹水，应限制动物内脏、肥肉等富含胆固醇及脂肪的食物摄入。
2.供给充足的矿物质和维生素。适量补充钙、镁、锌、铁等元素，同时应摄入富含维生素的食物，以增强机体的抗病能力。
3.根据水肿情况，控制钠盐的摄入量。一般每日食盐量应控制在2克以下，禁食各种腌渍食品。

✔ **推荐食物：** 牛奶、鸡蛋、鹌鹑蛋、丝瓜、西红柿、胡萝卜、黄瓜、南瓜、马蹄、黑木耳、柠檬、猕猴桃、银耳、黄芪、金银花、冬虫夏草。

✘ **忌吃食物：** 咸菜、泡菜、咸鱼、咸肉、腊肉、烤肉、火腿、熏肉、茶叶、芥末、咖喱、酱油、味精、朝天椒、干辣椒、花椒、香蕉、柑橘、咖啡、冰激凌。

小米鸡蛋粥

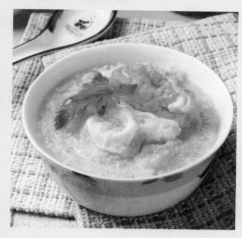

【调理功效】本品适合食欲欠佳、肠胃不好的肾病综合征患者食用。

【原料】小米300克，鸡蛋50克，盐、食用油各适量

【制作】

1　砂锅中注入适量的清水大火烧热。

2　倒入备好的小米，搅拌片刻。

3　盖上锅盖，烧开后改用小火煮20分钟，至小米熟软。

4　掀开锅盖，加入盐、食用油，搅拌均匀，至粥入味。

5　打入鸡蛋，用小火续煮2分钟。

6　关火，将煮好的粥盛出，装入碗中即可。

燕麦猪血粥

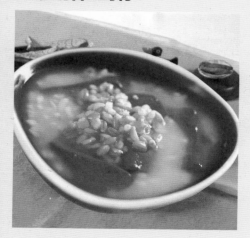

【调理功效】肾病综合征患者食用本品可起增强免疫力的作用。

【原料】燕麦150克，猪血块100克，米酒少许

【制作】

1　将猪血块洗净切成小块；燕麦洗净。

2　将燕麦、猪血块放入锅中，加适量水，煮1小时。

3　待粥成后，加入米酒调味即可。

老鸭莴笋枸杞煲

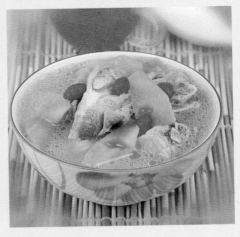

【调理功效】本品对肾病体虚和有水肿症状的人有很好的疗效。

【原料】莴笋250克，老鸭150克，枸杞子10克，盐少许，葱丝、姜丝各2克

【制作】

1 将莴笋去皮，清洗干净，切块；老鸭洗干净，斩块，氽水；枸杞子清洗干净，备用。

2 煲锅上火倒入适量水，调入盐、葱、姜，下入莴笋、老鸭、枸杞子，煲至熟即可。

紫米白雪黑珍珠

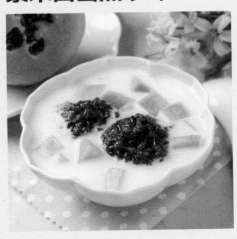

【调理功效】紫米的氨基酸种类齐全，还含有多种天然维生素、微量元素，有暖胃健脾、滋补肝肾、缩小便等作用。

【原料】紫米糯米粥200克，椰浆50毫升，木瓜50克，蜂蜜30克

【制作】

1 洗净的木瓜对半切开，去皮，去子，改切成小块。

2 取一碗，倒入椰浆。

3 用取球器从黏稠的紫米糯米粥中取球形米团。

4 将球形的紫米糯米团放入装有椰浆的碗中，放入切好的木瓜，倒入蜂蜜即可。

清蒸开屏鲈鱼

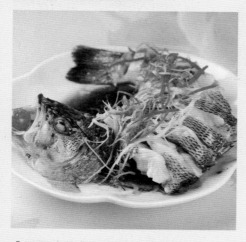

【调理功效】鲈鱼具有降低胆固醇、降血脂的作用，有利于预防肾病综合征并发高胆固醇、高脂血症。

【原料】鲈鱼500克，盐、鸡粉各2克，料酒8毫升，姜丝、葱丝、彩椒丝、胡椒粉、蒸鱼豉油、食用油各适量

【制作】

1　将处理好的鲈鱼切去背鳍，再切下鱼头，鱼背部切一字刀，切成相连的块状，装入碗中。

2　用盐、鸡粉、胡椒粉、料酒将鲈鱼腌渍10分钟。

3　把腌渍好的鲈鱼放入盘中，摆放成孔雀开屏的造型，放入烧开的蒸锅中，用大火蒸7分钟，取出。

4　撒上姜丝、葱丝，放上彩椒丝，浇上热油，最后加入蒸鱼豉油即可。

果仁凉拌西葫芦

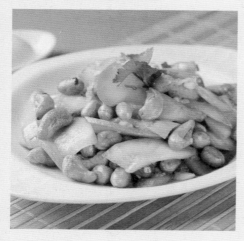

【调理功效】本品有提高免疫力、清热利尿的功效，可辅助治疗水肿腹胀、烦渴以及肾炎等症。

【原料】花生米100克，腰果80克，西葫芦400克，蒜末、葱花各少许，盐2克，鸡粉3克，生抽4毫升，芝麻油2毫升，食用油适量

【制作】

1　将洗净的西葫芦切成片。

2　锅中注清水烧开，倒入西葫芦，煮1分钟，捞出；将花生米、腰果倒入沸水锅中，煮半分钟，捞出待用。

3　锅中注油烧热，放入花生米、腰果，炸1分30秒，捞出。

4　把煮好的西葫芦倒入碗中，加入盐、鸡粉、生抽，放入蒜末、葱花、芝麻油，拌匀，倒入炸好的花生米和腰果，搅拌匀即可。

IgA 肾病

IgA肾病又称 Berger病、IgA-IgG系膜沉积性肾炎或IgA系膜性肾炎，是以反复发作性肉眼或镜下血尿、肾小球系膜细胞增多，伴广泛IgA沉积为特点的原发性肾小球疾病。

症状表现

IgA肾病主要症状为反复发作性肉眼或镜下血尿、肾小球系膜细胞增多、基质增生，伴广泛IgA沉积，个别可有严重的腰痛和腹痛或无症状血尿和蛋白尿。在病程活动期还可能伴有高血压。患者发病前常有上呼吸道感染、尿变色、尿量增多或减少、水肿、腰痛、男性性功能障碍等症状。

生活调养

1.防治感染病灶。日常中要积极预防感冒、化脓性扁桃体炎、皮肤化脓感染等疾病，一旦感染要及时治疗。
2.做到生活规律、起居有节、劳逸结合，防止熬夜和过度疲劳。身体允许的情况下，可多参与户外活动。

饮食调养原则

1.控制钠盐的摄入。IgA肾病患者的饮食以低盐饮食为宜，少进食含钠盐多的食物，如咸菜、海带、紫菜等。严重水肿及高血压时，钠盐的摄入量要控制在每日2克以下，甚至给予无盐饮食。
2.控制钾的摄入。IgA肾病高血钾者忌食高钾食品，如香蕉、柑橘、土豆、茶叶、酱油、味精；血钾低患者则相反，应补充高钾食品。
3.忌食辛辣刺激性等食物。

推荐食物： 鸽肉、猪肉、鹌鹑、乌鸡、鲫鱼、牛奶、鸡蛋、鹌鹑蛋、丝瓜、西红柿、胡萝卜、黄瓜、南瓜、马蹄、黑木耳、柠檬、猕猴桃、银耳、黄芪、金银花、冬虫夏草。

忌吃食物： 羊肉、狗肉、牛肉、咸鱼、咸肉、腊肉、烤肉、火腿、熏肉、茶叶、芥末、咖喱、酱油、味精、朝天椒、干辣椒、花椒、八角、咸菜、泡菜、冰激凌。

香菇瘦肉粥

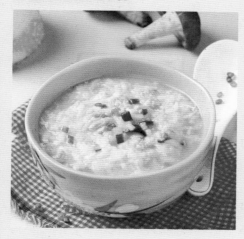

【调理功效】香菇中抗氧化剂含量非常丰富，对预防肾病患者血压升高有很好的效果。

【原料】水发大米400克，香菇10克，瘦肉50克，蛋清20克，姜末、葱花各少许，盐2克

【制作】

1　洗净的瘦肉切成末；洗好的香菇切成丁。

2　砂锅中注清水烧开，倒入大米，拌匀，大火煮20分钟至米粒变软。

3　放入瘦肉、香菇、姜末，拌匀，续煮3分钟至食材熟软。

4　加入盐，拌匀，倒入蛋清，放入葱花，拌匀，关火后将煮好的粥盛出，装入碗中即可。

芡实海参粥

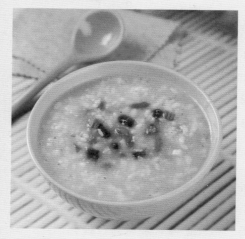

【调理功效】适量食用本品具有防治前列腺炎和尿路感染的作用。

【原料】海参80克，大米200克，芡实粉10克，葱花、枸杞各少许，盐1克，香油5毫升

【制作】

1　处理干净的海参切条，切成丁。

2　砂锅注清水，倒入大米，用大火煮开后转小火续煮30分钟至熟软。

3　倒入切好的海参，放入枸杞，拌匀，用小火续煮15分钟。

4　倒入芡实粉，煮5分钟至芡实粉充分溶入粥中，加入盐、香油，拌匀。

5　关火后盛出煮好的粥，撒上葱花。

金银花炖鹌鹑

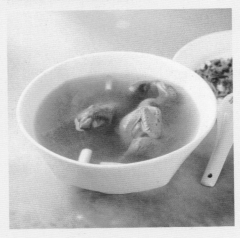

【调理功效】金银花历来是清热解毒的良药，既能宣散风热，还善清解血毒，可缓解IgA肾病患者水肿、低热症状。

【原料】金银花10克，鹌鹑（人工养殖）200克，姜片、葱段各少许，料酒20毫升，盐2克

【制作】

1 锅中注清水烧开，放入鹌鹑，淋入10毫升料酒，余去血水，捞出。

2 将洗净的金银花塞入鹌鹑腹内。

3 砂锅中注清水，放入处理好的鹌鹑，加入姜片、葱段、10毫升料酒，烧开后用小火炖40分钟。

4 加入盐，拌匀调味。

5 把鹌鹑盛出，装入盘中，取出鹌鹑腹内的金银花，装入碗中，盛入汤汁即可。

西洋参虫草花炖乌鸡

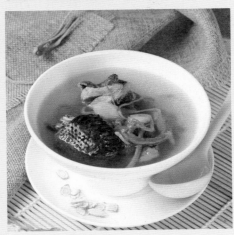

【调理功效】乌鸡有补虚劳、治消渴、滋养肝肾、养血益精、健脾固冲的功效，可作为IgA肾病患者的食疗之品。

【原料】乌鸡块300克，虫草花15克，西洋参8克，姜片少许，盐2克

【制作】

1 锅中注清水烧开，倒入乌鸡块，搅匀，余片刻，去除血水。

2 将乌鸡块捞出，沥干水分，待用。

3 砂锅中注入适量的清水大火烧热，放入乌鸡块、虫草花、西洋参、姜片。

4 盖上锅盖，煮开后转小火煮3小时至熟透。

5 掀开锅盖，加入盐，搅匀调味，将鸡汤盛出装入碗中即可。

豉香葱丝鳕鱼

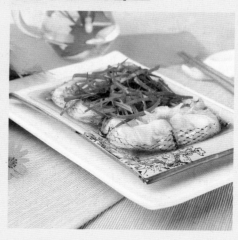

【原料】鳕鱼230克，葱丝、红椒丝各少许，蒸鱼豉油10毫升，盐2克，料酒5毫升，食用油适量

【制作】

1　洗净的鳕鱼装碗，加入盐、料酒，搅拌均匀，腌渍10分钟。

2　取出电蒸锅，将腌好的鳕鱼装盘，放入电蒸锅中，蒸12分钟至熟。

3　蒸制完毕，揭开锅盖，取出鳕鱼。

4　在蒸好的鳕鱼表面摆上葱丝、红椒丝，淋上蒸鱼豉油。

5　热锅注油，烧至六七成热，将热油淋在鳕鱼上即可。

【调理功效】鳕鱼具有高营养、低胆固醇、易于被人体吸收等优点，本品尤其适合肾病患者滋补身体。

苦瓜玉米粒

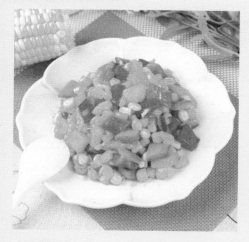

【原料】玉米粒150克，苦瓜80克，彩椒35克，青椒10克，姜末、盐、食用油、泰式甜辣酱各适量

【制作】

1　将洗净的苦瓜去除瓜瓤，切菱形块；洗好的青椒、彩椒均切丁。

3　锅中注清水烧开，倒入玉米粒，搅匀，焯一会儿，再倒入苦瓜块，放入彩椒丁、青椒丁，焯水后捞出，沥干水分，待用。

4　用油起锅，撒上备好的姜末，爆香，倒入焯好的食材，炒匀炒透。

5　加盐，倒入甜辣酱，大火快炒，至食材熟软，关火后盛出炒好的菜肴，装在盘中即可。

【调理功效】IgA肾病患者食用本品可提高人体抗感染能力，对IgA肾病起到一定的缓解作用。

肾下垂

肾下垂是指肾脏随呼吸活动所移动的位置超出正常范围，并由此引起泌尿系统与其他方面症状的病情而言。正常肾脏一般随着呼吸活动可有3cm之内的活动度。

症状表现

1.尿频、尿急：大多为尿频、尿急等膀胱刺激症状；有的还伴有低热或反复发热的病史。偶有下肢水肿等表现。

2.由于肾脏活动时对腹腔神经丛的牵拉常会导致消化道症状，多为腹胀、恶心、呕吐、胃纳减退等。

3.伴有失眠、头晕乏力、记忆力减退等症状。

预防方法

1.多喝水，不要熬夜，更不要采用极端的减肥方式。

2.平日里要注意控制情绪，懂得适当调节心情，常保持乐观、积极的心态，有助于缓解压力，能起到一定的疾病预防作用。

饮食调养原则

1.病情严重的肾下垂患者需进行手术，且术后应遵照医嘱，做好调养恢复工作，不要剧烈运动，多摄入流食、软食，不吃坚硬的食物。

2.肾下垂的病人应注意增加营养，多吃一些脂肪、蛋白质含量丰富的食物。

3.勿暴饮暴食，宜少吃多餐。

✅ **推荐食物：** 土豆、绿豆、小米、黑豆、鸡蛋、猪肉、白菜、油菜、苹果、鸡肉、牛肉、菠萝、芒果。

❌ **忌吃食物：** 辣椒、姜、酒、咖啡、可乐、浓茶、腌肉、腌菜。

黑豆山楂米粥

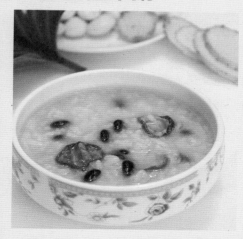

【原料】大米70克，山楂20克，黑豆30克，白糖3克

【制作】

1 大米、黑豆均洗净，泡发；山楂洗净，切成薄片。

2 锅置火上，加入适量清水，放入大米、黑豆，大火煮至米、豆均绽开。

3 加入山楂同煮至浓稠状，调入白糖，拌匀即可食用。

【调理功效】本品有助于缓解肾下垂患者的不适症状，常食有益。

小米绿豆粥

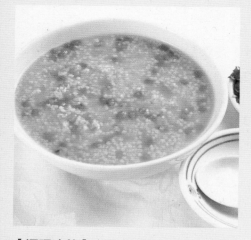

【原料】小米150克，绿豆100克，白砂糖20克

【制作】

1 小米、绿豆分别洗净，用清水浸泡30分钟后，捞出沥干备用。

2 锅中放适量水，加入小米、绿豆，大火煮开。

3 转用小火煮至小米熟烂、绿豆熟透时，调入白砂糖即可食用。

【调理功效】本品有滋补身体、调补气血的作用，适用于肾下垂患者。

圣女果芒果汁

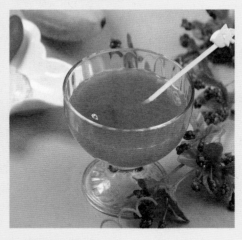

【原料】圣女果200克，芒果1个，冰糖5克

【制作】

1　芒果洗净，去皮，去核，切块。

2　圣女果洗净，去蒂，切块。

3　将所有材料搅打成汁，加入冰糖。

【调理功效】本品有保护肾脏的作用，适用于肾下垂患者。

菠萝汁

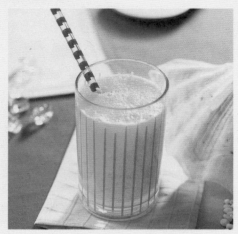

【原料】菠萝200克，柠檬汁50克，白糖适量

【制作】

1　菠萝去皮，洗净，切成小块。

2　把菠萝和柠檬汁放入果汁机内，搅打均匀。

3　把果汁倒入杯中，加白糖调匀。

【调理功效】本品口味独特，适当饮用，有利于肾下垂患者恢复健康。

西红柿烩土豆

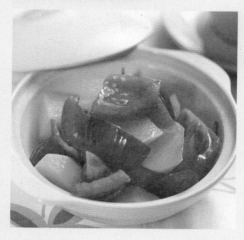

【调理功效】本品适用于肾下垂患者，有助于缓解腹胀、腹泻等症。

【原料】土豆500克，洋葱、西红柿各100克，番茄酱75克，面粉10克，食用油适量，盐2克，胡椒粉少许，白糖3克

【制作】

1 土豆去皮洗净，切厚片，用热油炸至半熟，捞出沥油；洋葱洗净切末；西红柿洗净切小块。

2 锅中倒油烧热，入洋葱末炒香，后加番茄酱炒至红亮，再撒入面粉炒香，加适量水调成汁。

3 放盐、胡椒粉、西红柿、白糖，调好味，微沸后放入土豆片，用小火煨至入味即成。

虾仁炒蛋

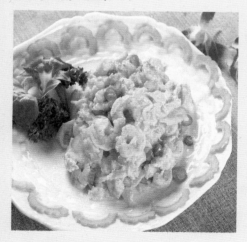

【调理功效】本品有壮阳益肾、补虚的作用，适用于久病体虚、气短乏力、不思饮食者。

【原料】河虾100克，鸡蛋5个，春菜少许，盐2克，淀粉10克，食用油适量

【制作】

1 河虾收拾干净取虾仁，调入少许淀粉、盐入味；春菜去叶留茎洗净切细片。

2 鸡蛋打散搅拌均匀。

3 油烧热，倒入蛋液，稍煎片刻，放入春菜、虾仁，略炒至熟即可。

肾结石

肾结石是指发生在肾盏、肾盂及输尿管连接部的结石病，多发生在青壮年，且男性发病多于女性，左右侧的发病率无明显差异。

症状表现

肾结石常见的症状有肾绞痛、腰痛、盗汗、目眩、恶心、呕吐、烦躁不安、腹部闷痛、血尿、排尿不爽、尿道刺痛等。如果结石较大还易引起肾积水。如果并发尿路感染，也可能出现畏寒、发热、脓尿等现象，可引起肾脏肿大。当结石梗阻双侧肾盂出口处，会引起无尿或肾功能不全。

生活调养

1.保持良好的心情。

2.适当锻炼。

3.保持规律的生活作息，切忌熬夜，养成良好的生活习惯。

4.多饮水，夏季宜少喝啤酒，睡前不宜喝牛奶。

5.定期进行尿常规检查，及早发现异状并进行治疗。

饮食调养原则

1.控制盐的摄入量。每日的盐分摄取量在2~3克，少吃罐头和加工食品。

2.多吃富含维生素A的食物。维生素A有助于避免结石复发，可常吃胡萝卜、菜花、洋香瓜、南瓜等。

3.忌食富含草酸盐的食物。如豆类、甜菜、芹菜、葡萄、青椒、香菜等。

4.控制钙的摄取量。过量的钙是形成肾结石的因素之一，因此要避免摄入过多钙质。

✅ **推荐食物：** 猪瘦肉、鸽肉、乌鸡、鲫鱼、牛奶、鸡蛋、鹌鹑蛋、丝瓜、西红柿、胡萝卜、菜花、黄瓜、南瓜、马蹄、黑木耳、柠檬、猕猴桃、腰果、黄芪、金银花、冬虫夏草。

❌ **忌吃食物：** 菠菜、苋菜、竹笋、甜菜、芹菜、青椒、香菜、咸鱼、咸肉、腊肉、烤肉、火腿、熏肉、豆类、茶叶、胡椒、芥末、咖喱、朝天椒、干辣椒、花椒、咸菜、泡菜、葡萄。

西葫芦玉米排骨汤

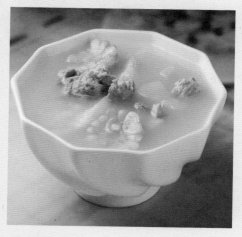

【原料】排骨段、西葫芦、玉米棒各200克，姜片少许，盐2克，料酒12毫升

【制作】

1. 将洗净的玉米棒切小段，洗好去皮的西葫芦切成小块。

2. 锅中注入适量清水烧开，放入洗净的排骨段，余水，沥干，待用。

3. 砂锅中注入适量清水烧开，倒入排骨段，撒入姜片，淋入料酒提味。

4. 再倒入切好的玉米棒，搅匀，煮沸后用小火煮约1小时，至排骨熟软，放入切好的西葫芦，用小火续煮约15分钟，加入盐搅匀，续煮一会儿，至汤汁入味即成。

【调理功效】本品能够提高身体的抗病能力，尤其是含有较多的胡萝卜素，有利于保护尿道黏膜，预防结石的生成。

胡萝卜银耳汤

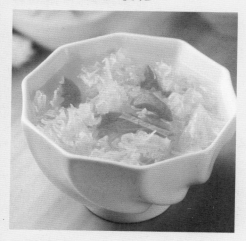

【原料】胡萝卜200克，水发银耳160克，冰糖30克

【制作】

1. 将洗净去皮的胡萝卜切滚刀块；洗好的银耳切去根部，再切成小块。

2. 砂锅中注清水烧开，放入胡萝卜块、银耳。

3. 盖上盖，用大火煮沸后转小火炖30分钟，至银耳熟软。

4. 揭开盖，加入冰糖，搅拌匀。

5. 盖上盖，用小火炖煮约2分钟，至冰糖完全溶化。

【调理功效】银耳具有滋阴润燥、润肺补肾、益气强心的功效，其所含的银耳多糖可提高身体的抗病能力。

胡萝卜猕猴桃汁

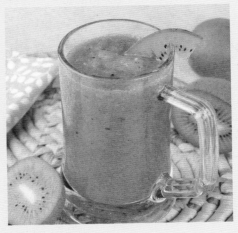

【原料】胡萝卜100克，猕猴桃80克

【制作】

1 胡萝卜切成小块，猕猴桃去皮切成小块。

2 备好榨汁机，倒入胡萝卜块和猕猴桃，倒入适量凉开水，盖上盖，榨汁即可。

【调理功效】猕猴桃含有丰富的维生素、葡萄酸、苹果酸等成分，搭配富含维生素A的胡萝卜，可减少结石的生成。

土豆泥拌蒸茄子

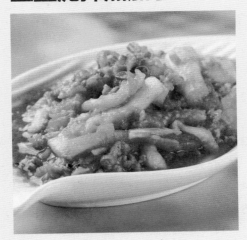

【原料】茄子100克，熟土豆80克，肉末90克，蒜末、葱花各少许，盐2克，料酒、生抽、香油、食用油各适量

【制作】

1 把熟土豆压成泥状备用；洗净的茄子去皮切条，装盘，放入蒸锅中，用中火蒸15分钟，取出。

2 用油起锅，放入蒜末爆香，倒入肉末炒匀；淋入料酒、少许生抽，翻炒匀，倒入备好的土豆泥，炒匀，注入少许清水，略炒，加入盐炒匀调味，盛出，待用。

3 将茄子倒入碗中，放入炒好的食材，撒上葱花，加入生抽、香油，搅匀，将拌好的食材盛出。

【调理功效】肾结石患者适量食用本品，可为身体补充丰富的营养素。

百合蒸南瓜

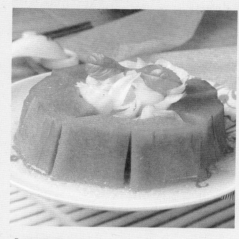

【调理功效】本品适合肾结石患者食用,有助于防止结石复发。

【原料】南瓜200克,鲜百合70克,水淀粉4毫升,冰糖30克,食用油、糖水各适量

【制作】

1　洗净去皮的南瓜切条,再切成块,整齐摆入蒸盘中。

2　在南瓜上摆上冰糖、百合,待用。

3　蒸锅注清水烧开,放入蒸盘。

4　盖上锅盖,大火蒸25分钟至熟软,掀开锅盖,将南瓜取出。

5　另取一锅,倒入糖水,加入水淀粉,搅拌匀,淋入食用油,调成糖汁,将调好的糖汁浇在南瓜上。

糖醋菜花

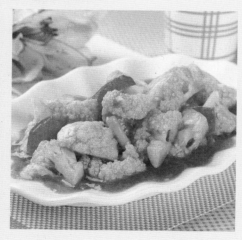

【调理功效】肾结石患者常食本品能提高人体免疫力,促进肝脏解毒,增强抗病能力。

【原料】菜花350克,红椒35克,蒜末、葱段各少许,盐、白糖各4克,番茄汁、料酒、水淀粉、食用油各适量

【制作】

1　将洗净的菜花切成小块;洗好的红椒切开,切成小块。

2　锅中注清水烧开,放入菜花、红椒块,焯水后捞出,待用。

3　用油起锅,放入蒜末、葱段,用大火爆香,倒入焯好的食材,淋入料酒,注入少许清水,放入番茄汁、白糖,搅匀,加入盐,炒匀调味,倒入水淀粉勾芡,关火后盛出炒好的菜肴,装入盘中即成。

肾衰竭

肾衰竭有急性肾衰竭和慢性肾衰竭两类。急性肾衰竭是由多种病因引起短时间内急性少尿或无尿、体内毒性代谢物蓄积的一种综合性疾病。

症状表现

急性肾衰竭的症状：少尿或无尿期，主要有头痛、恶心、呕吐、头晕、烦躁、乏力、嗜睡等症；多尿期，表现为体虚、乏力、心悸、气促、消瘦、贫血等。患者在早期可毫无症状，自我感觉良好。

慢性肾衰竭早期表现为乏力、腰酸、夜尿增多等轻度不适，随后有食欲减退或轻度贫血的症状。

生活调养

1.要注意避免受凉、劳累、腹泻、创伤等，防止咽部、肺部、泌尿道感染，以免感染加重慢性肾衰竭。

2.水肿明显的需卧床休息；水肿不明显、蛋白尿较稳定时，可适当活动。

3.每天定时监测血压，合理控制血压。

饮食调养原则

1.低盐饮食。肾功能不全时，体内钠盐无法排出，造成身体水肿、腹水、肺水肿等，因此每天盐摄入量应限制在3克以内。

2.低蛋白饮食。每天蛋白质摄入量限制在每千克体重0.5～0.7克，蛋白质过低易引起营养不良，应选择富含优质蛋白质的食物，如牛奶、鸡蛋、瘦肉、鱼肉等。

3.补充充足的热量。肾衰竭患者应摄入足量的糖类和脂肪，以减少蛋白质的分解，使低蛋白质饮食中的氮得到充分利用。

✅ **推荐食物：** 鸽肉、猪肉、鹌鹑、乌鸡、鲫鱼、牛奶、鸡蛋、鹌鹑蛋、丝瓜、西红柿、胡萝卜、黄瓜、南瓜、马蹄、黑木耳、柠檬、猕猴桃、银耳、黄芪、金银花、冬虫夏草。

❌ **忌吃食物：** 咖喱、酱油、味精、朝天椒、干辣椒、花椒、咸鱼、咸肉、腊肉、烤肉、火腿、熏肉、茶叶、芥末、咸菜、泡菜、香蕉、柑橘、冰激凌。

丝瓜排骨粥

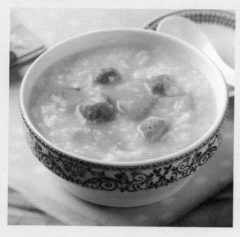

【调理功效】本品具有易消化好吸收的特点，肾衰竭患者可经常食用。

【原料】猪骨240克，丝瓜100克，虾仁15克，大米200克，水发香菇5克，姜片少许，料酒8毫升，盐、鸡粉、胡椒粉各2克

【制作】

1 洗净去皮的丝瓜切成滚刀块；洗好的香菇切成丁。

2 锅中注清水烧开，倒入猪骨，淋入料酒，汆去血水，捞出。

3 砂锅注清水烧热，倒入猪骨、姜片、大米、香菇，盖上锅盖，煮约45分钟，倒入备好的虾仁，搅匀，续煮15分钟，倒入丝瓜，煮至食材熟软，加入盐、鸡粉、胡椒粉，拌至食材入味即可。

韭菜苦瓜汤

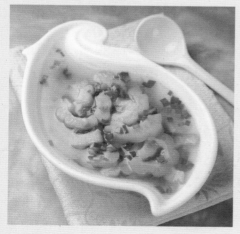

【调理功效】苦瓜和韭菜对肾病均有食疗之效，本品具有较好的清热、增强免疫力等功效，适宜肾衰竭患者食用。

【原料】苦瓜150克，韭菜65克，食用油适量

【制作】

1 洗好的韭菜切碎。

2 洗净的苦瓜对半切开，去瓤，再切成片，装盘备用。

3 用油起锅，倒入苦瓜，翻炒至变色。

4 倒入韭菜，快速翻炒出香味。

5 注入适量清水，搅匀，用大火略煮一会儿。

6 关火后盛出煮好的汤即可。

莴笋烧板栗

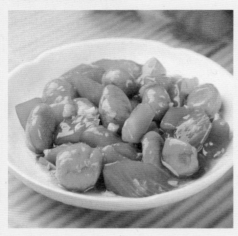

【调理功效】莴笋具有利五脏、通经脉、清胃热、清热利尿的功效，可用于改善肾衰竭患者小便不利、尿血等症。

【原料】莴笋200克，板栗肉100克，蒜末、葱段各少许，盐3克，蚝油7克，水淀粉、香油、食用油各适量

【制作】

1 将洗净去皮的莴笋切滚刀块。

2 锅中注清水烧开，倒入板栗肉、莴笋块，焯水，捞出。

3 用油起锅，放入蒜末、葱段，爆香，倒入焯好的食材，炒匀，放入蚝油，注清水。

4 加入盐，搅匀调味，用小火煮约7分钟，转大火收汁，淋入水淀粉、香油，炒匀，关火后盛出即成。

鸡汤肉丸炖白菜

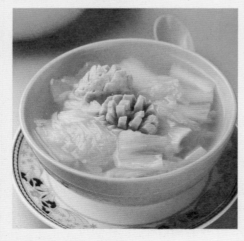

【调理功效】白菜具有清热、利水、利胆等功效，并且具有口味清淡的特点，本品是肾衰竭患者的食疗佳品。

【原料】白菜170克，肉丸240克，鸡汤350毫升，盐2克，胡椒粉适量

【制作】

1 将洗净的白菜切去根部，再切开，用手掰开；在肉丸上切花刀，备用。

2 砂锅中注入适量清水烧热，倒入备好的鸡汤，放入肉丸。

3 盖上盖，烧开后用小火煮20分钟。

4 揭盖，倒入白菜，拌匀。

5 加入盐、胡椒粉，拌匀调味，用大火煮5分钟，关火后盛出锅中的菜肴即可。

紫苏烧鲤鱼

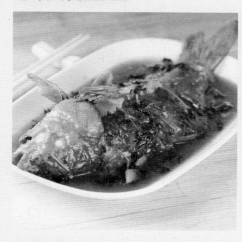

【调理功效】本品具有补脾健胃、利水消肿的功效。

【原料】鲤鱼1条，紫苏叶30克，姜片、蒜末、葱段各少许，盐2克，鸡粉3克，生粉20克，生抽5毫升，食用油适量

【制作】

1 洗净的紫苏叶切成段，备用。

2 在处理好的鲤鱼上撒上1克盐、1克鸡粉、生粉，腌渍一会儿。

3 热锅注油烧热，放入鲤鱼，炸约2分钟，装入盘中，备用。

4 锅底留油，放入姜片、蒜末、葱段，爆香，注入适量清水。

5 加入生抽、1克盐、2克鸡粉，拌匀，放入鲤鱼，煮2分钟至入味，倒入紫苏叶，续煮片刻即可。

洋葱西红柿鸡排

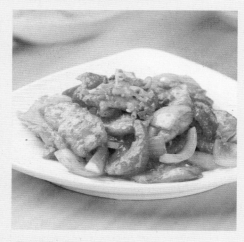

【调理功效】肾衰竭患者常食本品，能提高抵御疾病的能力，对降低血压也有一定的食疗效果。

【原料】鸡胸肉200克，西红柿、洋葱各60克，鸡蛋1个，葱花少许，盐、白糖各3克，生粉、番茄汁、食用油各适量

【制作】

1 将去皮洗净的洋葱切小片；洗净的西红柿切丁；洗好的鸡胸肉切成薄片；鸡蛋打开，取出蛋黄，备用。

2 鸡肉片装入碗中，加蛋黄，滚上一层生粉，制成鸡排生坯。

3 煎锅中注油烧热，放入鸡排生坯，再用小火煎至其呈金黄色，盛出。

4 用油起锅，倒入洋葱片、西红柿丁炒匀，注入少许清水，倒入鸡排，淋入番茄汁，加盐、白糖翻炒，撒上葱花即成。

高血压肾病

高血压肾病是指原发性高血压引起的良性小动脉肾硬化和恶性小动脉肾硬化。高血压使得血管内血液压力增高，蛋白漏出，对肾脏的滤网系统造成破坏，造成恶性循环。

症状表现

高血压肾病早期主要表现为夜尿增多，随后出现蛋白尿，个别患者可因毛细血管破裂而发生短暂性肉眼血尿，但不伴明显腰痛，常并发动脉硬化性视网膜病变、左心室肥厚、冠心病、心力衰竭、脑动脉硬化等病症。此外，严重者可出现重度水肿，检测时血液胆固醇、三酰甘油等均明显增高，出现高脂血症。

生活调养

1.三餐定时定量，不可过饥过饱、暴饮暴食。
2.定期检查与肾脏有关的项目，如尿常规、尿的微量蛋白及肾功能。
3.适当参加体育锻炼。
4.起床时动作宜缓慢，醒后不应立即下床。
5.用温水洗澡。

饮食调养原则

1.限制食盐的摄入。每日食盐量应控制在2克以内。
2.限制脂肪类食物的摄入。动物性脂肪，如肥肉、动物肝脏、蛋黄等，可加速动脉硬化，应限制其摄入量。
3.限制糖类的摄入。糖类的摄入量以能维持机体正常的代谢功能即可。
4.摄入适量蛋白质。无明显肾功能损害时，蛋白质摄入量控制在每日50克左右，若出现血肌酐、尿素氮等明显异常，蛋白质应减少为每日20～40克。

✔ **推荐食物：** 鲫鱼、鹌鹑、鸡肉、鸽肉、猪肉、虾皮、牛奶、鸡蛋、鹌鹑蛋、山药、莴笋、西红柿、胡萝卜、菜花、黄瓜、南瓜、马蹄、黑木耳、柠檬、猕猴桃、银耳、薏米。

✘ **忌吃食物：** 咸肉、腊肉、咸鱼、烤肉、火腿、熏肉、肥肉、动物肝脏、香菜、茶叶、胡椒、芥末、咖喱、朝天椒、干辣椒、花椒、酱油、咸菜、泡菜、酱菜。

茯苓枸杞山药粥

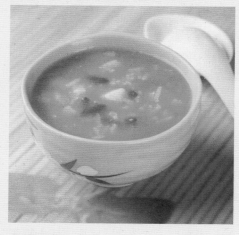

【调理功效】本品对高血压肾病患者消除水肿有利。

【原料】山药、水发大米各150克，茯苓8克，枸杞5克，红糖25克

【制作】

1 洗净的山药切片，改切成丁，备用。

2 砂锅中注入适量清水烧开，倒入洗好的大米，放入茯苓，搅拌均匀。

3 盖上盖，用小火煮30分钟至大米熟软；揭盖，放入枸杞，加入山药丁，搅匀。

4 盖上盖，用小火续煮10分钟至粥浓稠；揭盖，撇去浮沫，加入红糖，拌匀调味即可。

人参核桃甲鱼汤

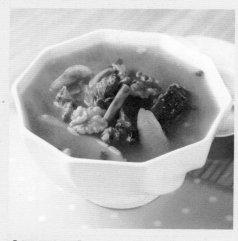

【调理功效】高血压肾病患者食用本品既可改善高血压、水肿等症状，也可为身体补充均衡的营养。

【原料】甲鱼500克，核桃20克，人参、五味子各8克，甘草、山药各3克，杏仁10克，陈皮、葱段、姜片各少许，料酒10毫升，盐、鸡粉各2克

【制作】

1 锅中注清水烧开，倒入洗好的甲鱼，放入葱段，淋入5毫升料酒，汆去血水，捞出甲鱼，装盘备用。

2 锅中注清水烧开，倒入姜片、核桃、备好的药材，放入汆好的甲鱼，淋入5毫升料酒提味。

3 盖上盖，用小火炖1小时至熟。

4 揭盖，加入盐、鸡粉，搅拌均匀，调味。

糖尿病肾病

糖尿病肾病是一种以肾脏微血管损害为主的肾小球病变。由肾小球毛细血管基底膜增厚，伴透明样物质沉积，引起毛细血管通透性增加，最终导致肾小球硬化。

症状表现

糖尿病肾病初期没有临床表现，但80%的患者会在10年内发展为临床糖尿病肾病，出现蛋白尿、水肿、高血压、肾功能异常等。当持续性蛋白尿并伴有食欲不振、恶心、呕吐、贫血时，说明已发展到慢性肾功能不全，严重时可出现腹水、胸水等症状。

生活调养

1.定期监测患者血糖及血压情况，保持血糖、血压的稳定。
2.要尽量避免发生泌尿系统感染。
3.定期进行尿检。
4.禁用肾毒性药品，包括止痛片、感冒通、康泰克、速效感冒胶囊、庆大霉素等。

饮食调养原则

1.低盐饮食。饮食尽量清淡、少盐，每天食盐量应控制在3克以内。
2.严格控制热量的摄入。应根据患者的年龄、性别、体重及劳动强度来定。
3.高纤维素、高维生素饮食。B族维生素、维生素C可对肾脏起保护作用。
4.高钙低磷饮食。应适量食用高钙低磷食物，如鸡肉、鸡蛋、莲藕等。

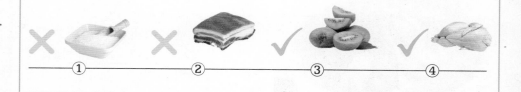

① ② ③ ④

✔ **推荐食物：** 牛奶、鸡蛋、鹌鹑蛋、鸽肉、猪肉、鹌鹑、鸡肉、鲫鱼、虾皮、莲藕、莴笋、西红柿、胡萝卜、菜花、黄瓜、南瓜、马蹄、黑木耳、柠檬、猕猴桃、银耳。

✘ **忌吃食物：** 咸鱼、咸肉、腊肉、烤肉、火腿、熏肉、香菜、茶叶、芥末、咖喱、朝天椒、干辣椒、花椒、咸菜、泡菜。

椰汁薏米萝卜粥

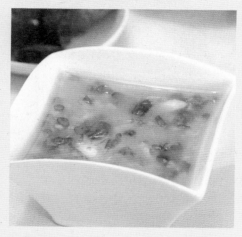

【原料】椰汁50克，薏米80克，玉米粒、白萝卜、豌豆各15克，冰糖7克，葱花少许

【制作】

1　薏米洗净后泡发；玉米粒洗净；白萝卜洗净，切丁；豌豆洗净。

2　锅置火上，注入水，加入薏米煮至米粒开花后，加入玉米粒、白萝卜、豌豆同煮。

3　煮熟烂后加入冰糖、椰汁，撒上葱花即可。

【调理功效】本品有利于肾病患者补充体内所需的营养，还可辅助消除水肿。本品适合糖尿病肾病患者食用。

红枣山药排骨汤

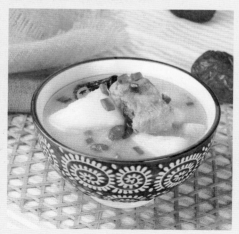

【原料】山药185克，排骨200克，红枣35克，蒜头30克，水发枸杞15克，姜片少许，葱花少许，盐2克，鸡粉2克，料酒6毫升，食用油适量

【制作】

1　洗净去皮的山药切粗条，切块。

2　锅中注入适量的清水烧开，倒入洗净的排骨，汆片刻，捞出待用。

3　用油起锅，倒入姜片、蒜头，爆香，倒入排骨，快速翻炒均匀，淋上料酒，注入清水至没过食材，拌匀，倒入山药块、红枣，搅拌匀。

4　大火煮开后转小火炖1小时；倒入泡发好的枸杞，大火炖10分钟，加入盐、鸡粉调味，撒上葱花即可。

【调理功效】本品可提高机体的抗病能力，减轻糖尿病肾病患者的不适症状。

鲜荷双瓜汤

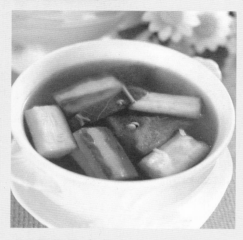

【调理功效】本品适合伴有水肿症状的糖尿病肾炎患者。

【原料】新鲜荷叶半张，西瓜1/4个，丝瓜100克，薏米50克，生姜、盐各少许

【制作】

1　荷叶洗净，切成小块；将西瓜肉与瓜皮分别切开，西瓜肉切成粒状，西瓜皮用清水洗干净，切成块状。

2　丝瓜削去棱边，洗净，切成块状；薏米用水浸透，洗净；生姜洗净，切成片。

3　瓦煲内加入适量清水和西瓜皮、薏米、生姜片，先把水煮开，后改中火继续煲1小时，放入丝瓜，煲至薏米软熟、丝瓜熟，去掉西瓜皮，再放入新鲜荷叶和西瓜肉，稍开，以少许盐调味，即可。

凉拌手撕鸡

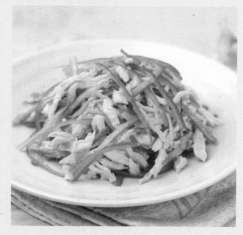

【调理功效】鸡肉具有增强免疫力、温中益气、活血脉等功效，适合糖尿病肾病患者食用。

【原料】熟鸡胸肉160克，红椒20克，青椒20克，葱花、姜末各少许，盐、鸡粉各2克，生抽4毫升，香油5毫升

【制作】

1　洗好的红椒切开，去子，再切细丝；洗净的青椒切开，去子，再切细丝。

2　把熟鸡胸肉撕成细丝，待用。

3　取一个碗，倒入鸡肉丝、青椒、红椒、葱花、姜末。

4　加入盐、鸡粉、生抽、香油，搅拌匀，至食材入味。

5　将拌好的食材装入盘中即成。

西蓝花豆酥鳕鱼

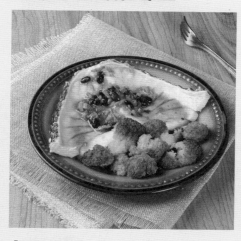

【调理功效】本品有利于缓解糖尿病肾病症状。

【原料】鳕鱼230克，西蓝花50克，姜末、蒜末各5克，豆豉8克，盐、白胡椒粉各3克，料酒、生抽、食用油各适量

【制作】

1　将洗净的西蓝花切小朵，锅中注清水烧开，倒入西蓝花，焯至断生，捞出，沥干水分。

2　鳕鱼倒入大盘中，加入盐、料酒，腌渍10分钟；蒸锅注清水烧开，放入鳕鱼，蒸10分钟后取出。

3　热锅注油烧热，放入豆豉、蒜末、姜末爆香；加入生抽，注入少许清水，放入白胡椒粉调味制成酱汁，盛出；将备好的西蓝花摆放在鳕鱼边上，将制好的酱汁浇在鳕鱼上。

酱香西葫芦

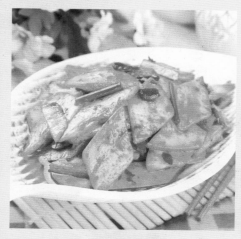

【调理功效】西葫芦具有清热利尿、消肿散结等功效，能促进人体内胰岛素分泌，有效防治糖尿病，预防肝肾病变。

【原料】西葫芦500克，豆瓣酱10克，姜片、葱段各少许，盐、鸡粉各1克，水淀粉5毫升，食用油适量

【制作】

1　西葫芦对半切开，去柄，斜刀切段，改切菱形片。

2　热锅注油，倒入姜片、葱段，放入豆瓣酱，炒香。

3　倒入切好的西葫芦，翻炒均匀。

4　加入盐、鸡粉，翻炒2分钟至西葫芦熟软入味。

5　淋入水淀粉，大火炒匀，至汤汁收浓即可。

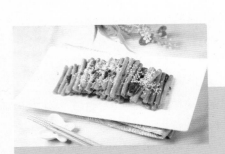

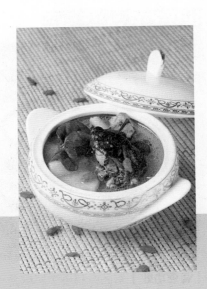

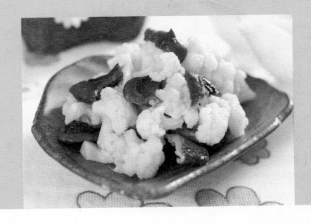

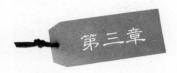

第三章

选对 36 种补肾食物

虽然说，肾中精气主要来自于先天，但更为重要的还是要靠后天的保养，而饮食在这其中扮演着不可或缺的角色。那么，究竟吃什么最养肾？如何才能充分发挥出这些食材的养肾功效呢？且跟着我们一起来发掘生活中具有良好补肾作用的食材，探索制作美味又滋补的养肾佳肴的方法吧！

黑芝麻

【性味】性平，味甘

【归经】归肝、肾、肺、脾经

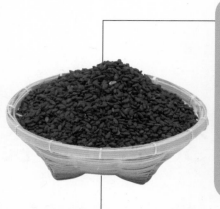

用量
10 ~ 20克 / 天

营养成分表
（每100克含量）

能量	2162千焦
糖类	24克
蛋白质	19.1克
脂肪	46.1克
膳食纤维	14克
钠	8.3毫克

养 肾 功 效

黑芝麻富含膳食纤维、B族维生素、维生素E、钙、钾等成分，具有益肾、养发、润肠、补肝、抗衰老等功效，适用于因肾虚引起的腰膝酸软、头晕耳鸣、发枯发落等症。

温 馨 提 示

挑选黑芝麻时，以色泽均匀、粒大饱满、干燥、香味纯正、无杂质者为佳。黑芝麻滋补效果较佳，但患有大便泄泻、慢性肠炎、阳痿、遗精等病症者不宜服食，以免加重病情。体虚怕冷者也不宜大量进食黑芝麻，否则可能引起腹泻、厌食等症状。

其 他 营 养 功 效

黑芝麻中含有丰富的维生素E，可清除体内的自由基，延缓衰老；其含有的亚油酸能降低血液中胆固醇的含量，预防糖尿病和高血压。黑芝麻中还含有丰富的铁，可预防缺铁性贫血。

搭配宜忌

宜　黑芝麻 + 海带 ➜ 美容养颜
　　黑芝麻 + 葱 ➜ 健脑抗疲

忌　黑芝麻 + 鸡腿 ➜ 影响营养成分的吸收

芝麻蜂蜜豆浆

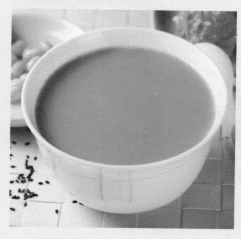

【调理功效】黑芝麻有很好的滋补肝肾、益精血等功效，本品适宜肾虚、高血压、体虚病弱的人群食用。

【原料】水发黄豆40克，黑芝麻5克，蜂蜜少许

【制作】

1 将已浸泡8小时的黄豆倒入碗中，注入适量清水，用手搓洗干净，倒入滤网中，沥干水分。

3 取豆浆机，倒入备好的黄豆、黑芝麻，注入适量清水，至水位线。

4 盖好豆浆机，启动豆浆机；待豆浆机运转约15分钟，即成豆浆。

5 将豆浆机断电，取下机头。

6 把煮好的豆浆倒入滤网中，滤取豆浆，倒入碗中，加入少许蜂蜜，拌匀即可。

枸杞黑芝麻豆浆

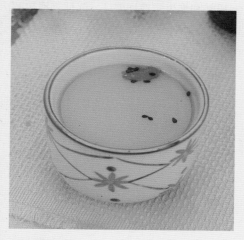

【调理功效】本品适宜肾虚、体虚病弱的人群食用。

【原料】黄豆60克，黑芝麻30克，枸杞子10克

【制作】

1 黄豆、枸杞子用水泡软，捞出洗净；黑芝麻洗净碾碎待用。

2 将黄豆、黑芝麻碎放入豆浆机中，加水搅打成豆浆，并煮熟。

3 滤出豆浆，撒上枸杞子即可。

绿豆

【性味】性凉，味甘
【归经】归心、胃经

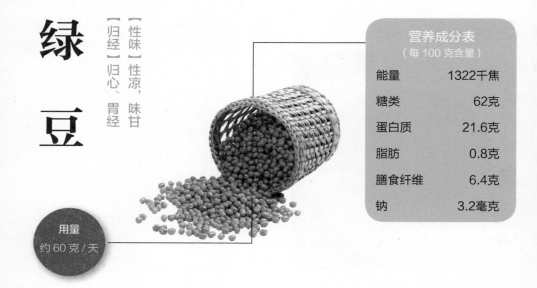

营养成分表
（每 100 克含量）

能量	1322千焦
糖类	62克
蛋白质	21.6克
脂肪	0.8克
膳食纤维	6.4克
钠	3.2毫克

用量
约60克/天

养 肾 功 效

绿豆具有清热解毒、降压降脂、保肝护肾、利尿等作用，对肾炎患者出现的水肿有一定的缓解作用。绿豆中的某些成分有抑菌作用，能增强机体免疫力，预防肾炎等疾病的发生。

温 馨 提 示

绿豆性凉，身体虚寒或脾胃虚弱者不宜食用过多，否则易出现腹痛、腹泻等症状。绿豆不宜煮得过烂，以免其中的有机酸和维生素遭到破坏，降低其清热解毒的功效。

其 他 营 养 功 效

绿豆可改善肠道菌群，减少有害物质的吸收，甚至可以预防某些癌症，如大肠癌等。绿豆中的多糖成分能增加血清脂蛋白酶的活性，使三酰甘油水解，达到降血脂的作用。绿豆有到抗过敏、增进食欲等作用。

搭配宜忌

宜
绿豆 + 南瓜 ➡ 清肺祛火
绿豆 + 大米 ➡ 有利于消化吸收

忌
绿豆 + 狗肉 ➡ 易引起中毒
绿豆 + 榛子 ➡ 易导致腹泻、腹痛

冬瓜绿豆粥

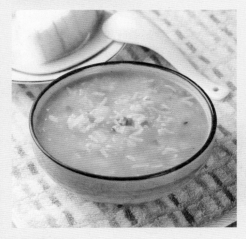

【调理功效】冬瓜和绿豆都有较好的清热排毒、利尿的作用。本品可改善小便不利、肾炎水肿、肠燥便秘等症。

【原料】冬瓜200克，水发绿豆60克，水发大米100克，冰糖20克

【制作】

1. 洗净去皮、去瓤的冬瓜切块，再切小丁，备用。
2. 砂锅中注清水烧开，倒入洗净的大米、绿豆，拌匀。
3. 盖上盖，烧开后用小火煮约30分钟至熟。
4. 揭盖，放入切好的冬瓜，拌匀，续煮15分钟至冬瓜熟烂。
5. 加入冰糖，拌匀，煮至溶化，关火后盛出即可。

红米绿豆银耳羹

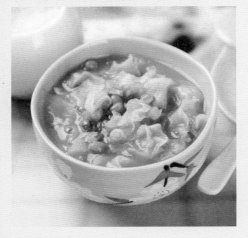

【调理功效】本品有清热生津、降血压、滋阴润肺等功效，可改善肾病患者烦热口渴、小便不利、心烦失眠等症。

【原料】水发银耳230克，水发绿豆200克，水发红米100克，白糖6克

【制作】

1. 砂锅置于火上，注入适量清水，用大火烧热，倒入洗净的红米、绿豆。
2. 放入备好的银耳，搅散。
3. 盖上盖，烧开后转小火煮约40分钟，至食材熟透。
4. 揭盖，撒上白糖，搅拌匀，用中火煮至白糖溶化即可。

黑豆

【性味】性平，味甘

【归经】归心、肝、肾经

用量
约60克/天

营养成分表
（每100克含量）

能量	1594千焦
糖类	33.6克
蛋白质	36克
脂肪	15.9克
膳食纤维	10.2克
钠	3毫克

养 肾 功 效

黑豆含丰富的蛋白质、铁质、胡萝卜素、B族维生素等，有补肾强身、活血利水、解毒润肤、乌发等功效，可有效缓解尿频、腰酸、下腹部阴冷等症状，适合肾虚患者食用。

温 馨 提 示

选购黑豆时，以豆粒完整、大小均匀、颜色乌黑者为佳。由于黑豆表面有天然的蜡质，会随存放时间的延长而逐渐脱落，所以，表面有研磨般光泽的黑豆不要选购。黑豆适宜脾虚水肿、脚气水肿、体虚者及热病后出虚汗者食用，儿童不宜多食。

其 他 营 养 功 效

黑豆含有丰富的维生素E，能清除体内的自由基，减少皮肤皱纹，达到养颜美容的目的。黑豆中含有的不饱和脂肪酸，可促进胆固醇的代谢、降低血脂，预防心血管疾病。黑豆中还含有丰富的膳食纤维，可促进肠胃蠕动，预防便秘。

搭配宜忌

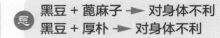

宜
黑豆 + 橙子 ➡ 营养更丰富
黑豆 + 黑芝麻 ➡ 补肝益肾

忌
黑豆 + 蓖麻子 ➡ 对身体不利
黑豆 + 厚朴 ➡ 对身体不利

黑豆芝麻豆浆

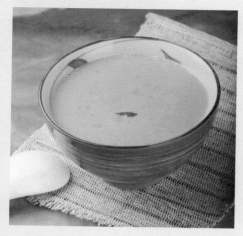

【原料】黑芝麻15克，水发黑豆50克

【制作】

1 碗中倒入已浸泡8小时的黑豆，注入适量清水，用手搓洗干净，倒入滤网中，沥干水分，备用。

2 取豆浆机，倒入备好的黑豆、黑芝麻，注入适量清水，至水位线。

3 盖上豆浆机机头，启动豆浆机；待豆浆机运转约20分钟，即成豆浆。

4 将豆浆机断电，取下机头，滤取豆浆即可。

【调理功效】本品有很好的滋补肾脏的作用，还能润肤养颜，延缓衰老。

小麦黑豆排骨粥

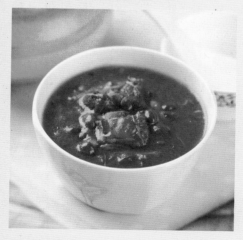

【原料】小麦、黑豆各200克，猪排骨400克，葱丝、姜丝各少许，盐2克，料酒5毫升

【制作】

1 砂锅中注入适量清水，倒入备好的排骨。

2 放入葱丝、姜丝、小麦、黑豆，淋入料酒，拌匀。

3 盖上盖，用大火煮开后转小火续煮1小时至食材熟透。

4 揭盖，加入盐，拌匀即可。

【调理功效】本品可滋阴润燥、润肠通便、补肾益脾、美容养颜，对脾、肾、肺都有较好的滋补作用。

小米

【性味】性凉，味甘、咸，陈者性寒，味苦

【归经】归脾、肾经

用量
约 50 克 / 天

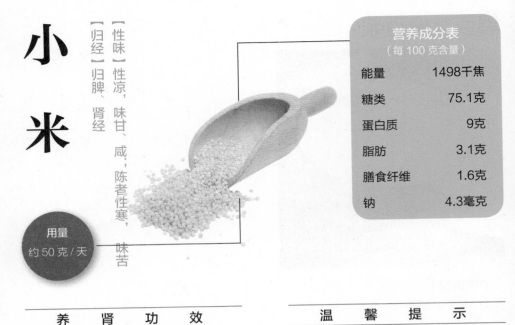

营养成分表
（每 100 克含量）

能量	1498千焦
糖类	75.1克
蛋白质	9克
脂肪	3.1克
膳食纤维	1.6克
钠	4.3毫克

养 肾 功 效

中医认为，小米具有健脾和胃、滋阴补肾、补虚强身、利尿消肿等功效，对体虚乏力、食欲不振、脾胃虚弱、小便不利等症有食疗作用，常食还能改善失眠症状。

温 馨 提 示

购买小米应首选正规商场和较大的超市，且宜购买米粒颜色均匀，无虫，无杂质的小米。小米宜贮存于低温、干燥、避光处。脾胃虚弱、反胃呕吐、精血受损、食欲缺乏等症患者适宜食用小米，但小米性凉，气滞、身体虚寒、排尿清长者应少食。

其 他 营 养 功 效

小米富含人体必需的氨基酸和大量的糖类，可增强脑记忆功能，且对缓解精神压力、乏力及视力下降等有很大的作用。小米中含有大量的酶，可促进消化，起到健胃消食的作用。常吃小米还能起到健脑安神的功效。

搭配宜忌

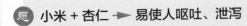

宜　小米 + 红糖 ➡ 益气补虚
　　小米 + 黄豆 ➡ 健脾和胃

忌　小米 + 杏仁 ➡ 易使人呕吐、泄泻

枸杞小米豆浆

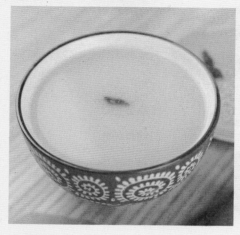

【调理功效】本品可预防肾病和心脑血管疾病等病症的发生，还能有效缓解肾病引起的食欲不振、虚弱乏力等症。

【原料】枸杞20克，水发小米30克，水发黄豆40克

【制作】

1　碗中倒入泡发好的黄豆、小米，加入适量清水，洗净，沥干备用。

2　取豆浆机，倒入洗净的枸杞、黄豆、小米。

3　注入适量清水，至水位线。

4　盖好豆浆机，启动豆浆机；待豆浆机运转约15分钟，即成豆浆。

5　断电，取下机头，把煮好的豆浆倒入滤网中，滤取豆浆。

6　把滤好的豆浆倒入碗中，用汤匙撇去浮沫。

小米绿豆粥

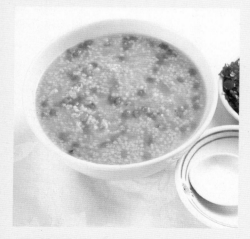

【调理功效】本品有滋补身体、调补气血的作用，适用于肾下垂患者。

【原料】小米150克，绿豆100克，白砂糖20克

【制作】

1　小米、绿豆分别洗净，用清水浸泡30分钟后，捞出沥干备用。

2　锅中放适量水，加入小米、绿豆，大火煮开。

3　转用小火煮至小米熟烂、绿豆熟透时，调入白砂糖即可食用。

黑米

【性味】性平，味甘

【归经】归脾、胃经

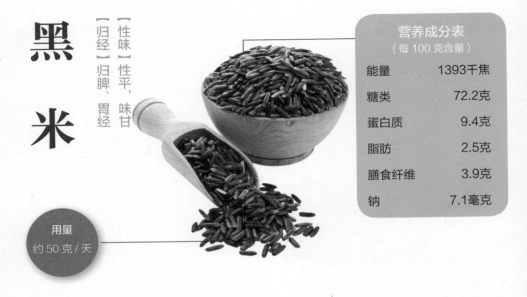

营养成分表
（每 100 克含量）

能量	1393千焦
糖类	72.2克
蛋白质	9.4克
脂肪	2.5克
膳食纤维	3.9克
钠	7.1毫克

用量
约 50 克 / 天

养 肾 功 效

黑米有滋阴补肾、开胃益中、明目活血、滑涩补精等功效，对防治肾虚引起的贫血、白发、眼疾、腰膝酸软、小便不利、肾虚水肿、食欲不振等症状有一定食疗功效。

温 馨 提 示

黑米的米粒外部有一坚韧的种皮包裹，不易煮烂，故黑米应先浸泡一夜再煮。而且，黑米食用前需煮熟煮烂，否则不仅会使大多数重要营养素不能析出，而且多食后易引起急性肠胃炎。消化不良的人不要吃未煮烂的黑米。

其 他 营 养 功 效

黑米中含有多种矿物质和维生素，具有抗氧化、改善缺铁性贫血、调节免疫系统等多种功能。黑米能提高人体血色素和血红蛋白的含量，有利于心血管系统的健康，经常食用还可以黑发润肤、延年益寿。

搭配宜忌

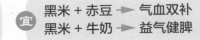

宜　黑米＋绿豆 ➤ 健脾胃、祛暑热
　　黑米＋莲子 ➤ 补肝益肾

宜　黑米＋赤豆 ➤ 气血双补
　　黑米＋牛奶 ➤ 益气健脾

黑米绿豆粥

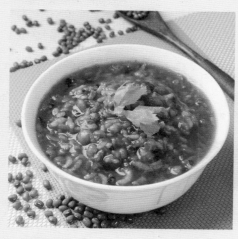

【原料】 水发薏米80克，水发绿豆70克，水发大米150克，水发糯米、水发黑米各50克

【制作】

1　砂锅中注入适量清水烧热，倒入备好的薏米、绿豆。

2　放入备好的大米、黑米、糯米，拌匀。

3　盖上盖，用大火煮开转小火煮30分钟至食材熟软。

4　揭盖，稍微搅拌使食材混合均匀即可。

【调理功效】常食此粥不仅可以健脾补肾、延缓衰老，还能预防肾病引起的水肿、小便不利、胃肠疾病等。

双黑米豆浆

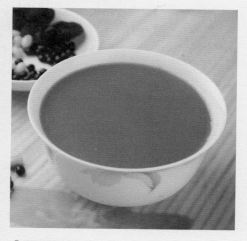

【原料】 水发黑米40克，水发黄豆50克，水发黑木耳25克

【制作】

1　碗中倒入泡好的黄豆和黑米，注入适量清水，搓洗干净，沥干备用。

2　把洗好的材料放入豆浆机中，放入洗净的黑木耳，注入适量清水。

3　盖上豆浆机机头，启动豆浆机；待豆浆机运转约20分钟，即成豆浆。

4　断电，取下机头，把豆浆倒入滤网中，用汤匙轻轻搅拌，滤取豆浆。

5　将滤好的豆浆倒入碗中，用汤匙撇去浮沫即可。

【调理功效】本品不仅能清肠排毒，还能提高人体造血功能，增强机体抵抗力。

黑木耳

【性味】性平，味甘

【归经】归心、大肠、小肠经

用量
约 15 克/天

营养成分表
（每 100 克含量）

能量	858千焦
糖类	65.6克
蛋白质	12.1克
脂肪	1.5克
膳食纤维	29.9克
钠	48.5毫克

养 肾 功 效

黑木耳有益气补血、润肺补脑、凉血止血、补肾强身等功效，对结石、尿血、记忆力减退、慢性贫血等症有食疗功效。常食黑木耳还能增强免疫力，预防多种肾脏疾病的发生。

温 馨 提 示

保存黑木耳时要注意防潮，最好用塑料袋装好封严。体内有结石的病人，可以每天吃些黑木耳，这样有助于排出体内的结石。黑木耳有活血抗凝的作用，有出血性疾病的人不宜食用，孕妇也不宜多吃。

其 他 营 养 功 效

黑木耳中含有丰富的植物胶原成分，其具有较强的吸附作用，可起到清理消化道的作用；黑木耳中还含有丰富的铁，不仅可以美容养颜，常食还能防治缺铁性贫血。黑木耳还可防止血液凝固，常食可预防脑出血、心肌梗死等疾病的发生。

搭配宜忌

宜 黑木耳 + 绿豆 ➡ 降低血压

忌 黑木耳 + 白萝卜 ➡ 易引发皮炎

鸡蛋木耳粥

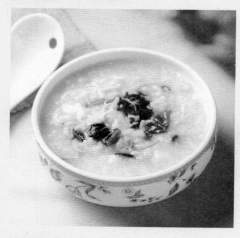

【调理功效】本品有较好的补虚强身、滋阴补肾功效。

【原料】蛋液40克，大米200克，水发木耳10克，菠菜15克，盐、鸡粉各2克

【制作】

1 开水锅中倒入菠菜，煮至变软，捞出，放凉后切成小段。

2 砂锅中注清水烧开，倒入洗净的大米，搅匀。

3 盖上盖，煮约40分钟；揭盖，倒入洗好的木耳，续煮一会儿，加盐、鸡粉，搅匀调味。

4 放入菠菜，倒入调好的蛋液，搅拌均匀。

5 关火后将煮好的粥盛出，装入碗中即可。

枸杞木耳乌鸡汤

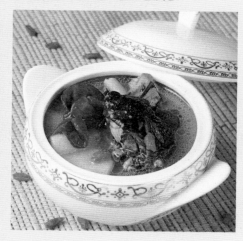

【调理功效】本品具有较好的保肝护肾、补血养颜的作用，适用于肝肾阴虚、气血两虚的女性食用。

【原料】乌鸡400克，黑木耳40克，枸杞10克，姜片少许，盐3克

【制作】

1 锅中注清水烧开，倒入备好的乌鸡，汆去血水，捞出，沥干待用。

2 砂锅中注清水烧热，倒入备好的乌鸡、黑木耳、枸杞、姜片，搅拌匀。

3 盖上盖，煮开后转小火煮2小时至熟透；揭盖，加入盐，搅拌片刻。

4 将煮好的鸡肉和汤盛出，装入碗中即可。

香菇

【性味】性平，味甘

【归经】归肝、胃经

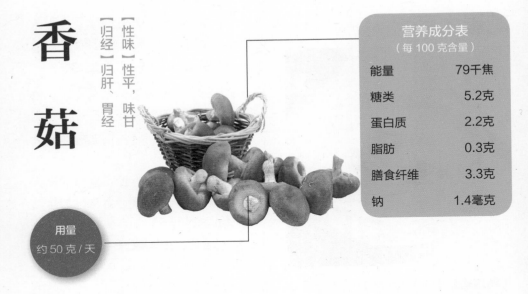

营养成分表
（每 100 克含量）

能量	79千焦
糖类	5.2克
蛋白质	2.2克
脂肪	0.3克
膳食纤维	3.3克
钠	1.4毫克

用量
约50克/天

养 肾 功 效

香菇具有补肝肾、健脾胃、益气血、益智安神、防癌抗癌等功效。常食香菇能有效缓解肥胖相关性肾病引发的肾小球肥大、局灶性节段性肾小球硬化等病症。

温 馨 提 示

新鲜香菇可用透气膜包装后，置于冰箱冷藏，可保鲜一周左右；干香菇则可放在密封罐中保存，并最好每个月取出，放置在阳光下曝晒一次，可保存半年以上。气虚头晕、贫血、白细胞减少、自身抵抗力下降以及年老体弱者宜食香菇。

其 他 营 养 功 效

香菇中含有的香菇多糖能提高辅助性T细胞的活力，进而增强人体体液免疫功能，起到抑制肿瘤的作用。香菇中还富含膳食纤维，可促进肠胃蠕动，防止便秘。香菇含有不饱和脂肪酸，常食可起到降血脂、降血压的作用。

搭配宜忌

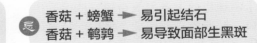

宜 香菇 + 木瓜 → 减脂降压
香菇 + 上海青 → 增强免疫力

忌 香菇 + 螃蟹 → 易引起结石
香菇 + 鹌鹑 → 易导致面部生黑斑

花浪香菇

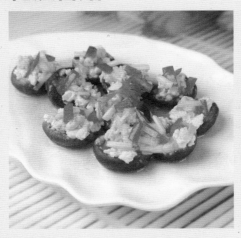

【调理功效】常食本品能起到降血压、降胆固醇的作用，有助于预防肾病并发糖尿病、高血压和高脂血症。

【原料】豆腐85克，红椒20克，韭黄20克，鲜香菇65克，肉末45克，盐2克，姜末、生粉、水淀粉、食用油各适量

【制作】

1. 洗净的红椒切开，去子，改切小段；洗好的韭黄切长段；豆腐剁成泥；香菇切十字花刀。

2. 开水锅中放入香菇，略煮，捞出。

3. 取蒸盘，放入香菇，撒上生粉，放入豆腐泥、肉末，铺开，蒸锅中注水烧开，放入蒸盘蒸至食材熟，取出。

4. 用油起锅，撒上姜末，爆香，倒入红椒段、韭黄段炒匀；加适量清水、盐，用大火略煮，再用水淀粉勾芡，调成味汁，浇在盘中即可。

香菇烧菜花

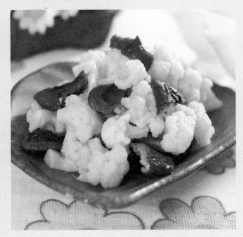

【调理功效】本品有强肾壮骨、健脾养胃、益气补心的作用，适合肾脏肿瘤患者食用。

【原料】香菇50克，菜花100克，鸡汤200克，盐、姜丝、葱丝、淀粉、鸡油、食用油各适量

【制作】

1. 将菜花洗净，掰成小块；香菇洗净切成丝。

2. 锅中加水烧开后下入菜花焯至熟透后捞出。

3. 油烧热，放入葱、姜煸出香味，放入盐、鸡汤、香菇、菜花，用微火烧至入味后，以淀粉勾芡，淋鸡油，翻匀即可。

蚕豆

【性味】性平，味甘

【归经】归脾、胃经

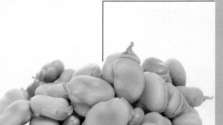

用量
约30克/天

营养成分表
（每100克含量）

能量	1401千焦
糖类	61.5克
蛋白质	21.6克
脂肪	1克
膳食纤维	1.7克
钠	86毫克

养 肾 功 效

蚕豆中含有蛋白质、糖类、膳食纤维，以及多种维生素和矿物质，具有健脾、祛湿、抗癌等功效。其中，磷和钾的含量尤其高，对慢性肾炎、肾病水肿等病症有一定的辅助疗效。

温 馨 提 示

蚕豆不可生吃，应将生蚕豆多次浸泡，并进行烫水后再烹制。脾胃虚弱者，有遗传性血红细胞缺陷症者，患有痔疮出血、消化不良、慢性结肠炎、尿毒症等疾病的人群，患有蚕豆病的儿童等均不宜食用蚕豆。

其 他 营 养 功 效

蚕豆中蛋白质含量高，氨基酸种类齐全，且不含胆固醇，可预防心血管疾病。蚕豆中还含有大量的钙、锌、锰、磷脂、胆碱等成分，有增强记忆力和健脑的作用。蚕豆中的钙，还有利于促进人体骨骼的生长发育。

搭配宜忌

宜
蚕豆 + 白菜 ➡ 利尿清肺
蚕豆 + 枸杞 ➡ 清肝祛火

忌
蚕豆 + 螃蟹 ➡ 阻碍营养吸收
蚕豆 + 牡蛎 ➡ 易引起腹泻

枸杞烧蚕豆

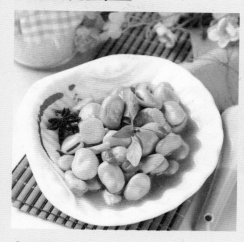

【调理功效】本品可以补肝肾不足，预防动脉硬化和心脑血管病。

【原料】蚕豆400克，枸杞20克，姜片、葱白各5克，八角1个，盐、鸡粉各1克，食用油适量

【制作】

1 热锅注油，倒入姜片、葱白、八角，爆香。

2 注入适量清水，放入备好的蚕豆、枸杞。

3 加上盖，大火煮开后用小火续煮30分钟至食材熟软。

4 揭盖，加入盐、鸡粉，拌匀，煮至食材入味、收汁。

5 关火后盛出菜肴，装盘即可。

百合虾米炒蚕豆

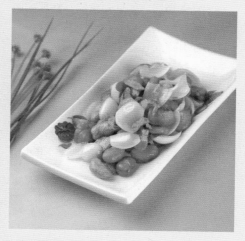

【调理功效】本品有利尿消炎、滋补肾脏、养心安神等功效，常食能改善神经衰弱、心烦失眠等症状。

【原料】蚕豆100克，鲜百合50克，虾米20克，盐3克，鸡粉2克，水淀粉4毫升，食用油适量

【制作】

1 开水锅中放入1克盐、少许食用油，倒入蚕豆，煮半分钟。

2 加入洗净的鲜百合，续煮片刻，捞出食材，待用。

3 用油起锅，倒入虾米，爆香，放入焯好的食材，炒匀。

4 加入2克盐、鸡粉，炒匀调味。

5 倒入水淀粉，快速翻炒均匀，至食材入味即可。

山药

【性味】性平，味甘

【归经】归肺、脾、肾经

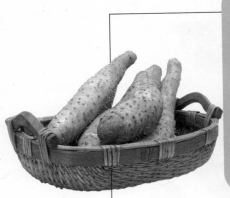

用量
约 80 克／天

营养成分表
（每 100 克含量）

能量	234千焦
糖类	12.4克
蛋白质	1.9克
脂肪	0.2克
膳食纤维	0.8克
钠	18.6毫克

养 肾 功 效

山药具有健脾益胃、温肺补肾、固肾益精、强健筋骨、延年益寿等功效。常食山药可增强肾脏的排毒功能，防治阳痿、早泄、遗精、腰酸腿软、带下、尿频、虚热、消渴等症。

温 馨 提 示

选购山药时，要挑选表皮光洁无异常斑点、薯块完整肥厚、颜色均匀有光泽、不干枯、无根须者。如果是切好的山药，宜选择切口处呈白色的。糖尿病腹胀、病后虚弱、慢性肾炎、长期腹泻者可常食山药，但大便秘结者不宜多食。

其 他 营 养 功 效

山药中含有能分解淀粉的淀粉糖化酶，胃胀时食用，有促进消化的作用。常食山药可有效阻止血脂在血管壁沉淀，预防心血管疾病，是心血管病患者的优质食材。山药中还含有丰富的膳食纤维，容易使人产生饱腹感，有利于减肥瘦身。

搭配宜忌

宜
山药 + 排骨 ➡ 增强免疫力
山药 + 红枣 ➡ 补血养颜

忌
山药 + 黄瓜 ➡ 降低营养价值
山药 + 沙丁鱼 ➡ 易引起便秘

赤豆山药羹

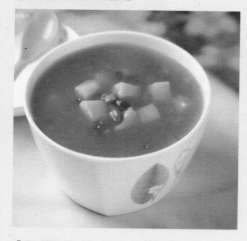

【调理功效】本品具有补脾益肾、滋阴益肺、利尿等功效，可改善脾胃虚弱、食少体倦、泄泻等症状。

【原料】水发赤豆150克，山药200克，白糖、水淀粉各适量

【制作】

1　洗净去皮的山药切粗片，再切成条，改切成丁，备用。

2　砂锅中注入适量清水，倒入洗净的赤豆。

3　盖上盖，用大火煮开后转小火煮40分钟。

4　揭盖，放入山药丁。

5　盖上盖，用小火续煮20分钟至食材熟透；揭盖，加入白糖、水淀粉，拌匀即可。

山药绿豆汤

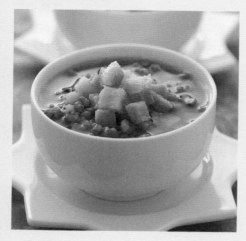

【调理功效】本品具有固肾、益精等多种功效，并且对肾虚遗精、消渴多饮及小便频繁等症都有一定的作用。

【原料】新鲜紫山药140克，绿豆100克，砂糖10克

【制作】

1　绿豆泡水至膨胀，沥干水分后放入锅中，加入清水，以大火煮沸，再转小火续煮40分钟至绿豆完全软烂，加入砂糖搅拌至溶化后熄火。

2　山药去皮洗净切小丁。

3　另外准备一锅滚水，放入山药丁煮熟后捞起，与绿豆汤混合即可食用。

莲藕

【性味】性凉，味辛、甘

【归经】归肺、胃经

用量
约 200 克 / 天

营养成分表
（每 100 克含量）

能量	293千焦
糖类	16.4克
蛋白质	1.9克
脂肪	0.2克
膳食纤维	1.2克
钾	44.2毫克

养 肾 功 效

莲藕生食有清热除烦、消肿利尿的功效；熟食有止泻固精、养心益肾、健脾养血等作用。常食莲藕对肾虚引起的小便不利、食欲不振、贫血、水肿、精力不足等症有食疗作用。

温 馨 提 示

莲藕中含有的鞣质有健脾止泻的作用；其含有的黏液蛋白和膳食纤维能减少人体对脂类物质的吸收，进而起到消脂减肥的作用，适合肥胖症、心血管病患者食用。莲藕含铁量高，对缺铁性贫血患者颇为适宜。

其 他 营 养 功 效

由于莲藕性凉，所以产妇不宜过早食用，一般在产后1～2周后再吃莲藕可以活血化瘀、健脾养血。另外，体弱多病、营养不良、高热、吐血者以及高血压、肝病、食欲不振、缺铁性贫血患者均可食用莲藕，但脾胃消化功能低下者、大便溏泻者不宜生吃藕。

搭配宜忌

宜
莲藕 + 猪肉 ➡ 健脾养胃
莲藕 + 鳝鱼 ➡ 强肾壮阳

忌
莲藕 + 菊花 ➡ 易致腹泻
莲藕 + 人参 ➡ 易降低人参的药性

麻醋藕片

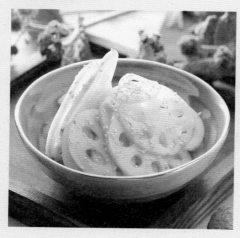

【调理功效】本品美味可口，适当食用，能缓解急性肾衰竭患者的不适症状。

【原料】莲藕2节，白芝麻8克，白醋半碗，果糖6克，盐适量

【制作】

1　莲藕削皮，洗净，切薄片，浸于淡盐水中。

2　将藕片入沸水焯烫，并滴进几滴醋同煮，烫熟后捞起，用冷水冲凉，沥干。

3　加醋、果糖拌匀，撒上芝麻即成。

芸豆赤豆鲜藕汤

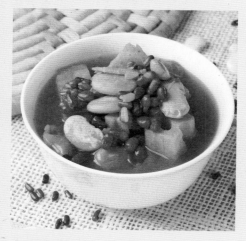

【调理功效】赤豆能促进脂肪和胆固醇的代谢，有助于降低血脂，与藕搭配有利尿消肿、健脾安神、降血脂的功效。

【原料】莲藕300克，水发赤豆、芸豆各200克，姜片、盐各少许

【制作】

1　洗净去皮的莲藕切成块，待用。

2　砂锅注入适量清水，大火烧热。

3　倒入切好的莲藕、芸豆、赤豆、姜片，搅拌片刻。

4　盖上盖，煮开后转小火煮2小时至熟软。

5　揭盖，加入少许盐，搅拌片刻，关火后盛出即可。

韭菜

【性味】性温、味甘、辛

【归经】归肝、肾经

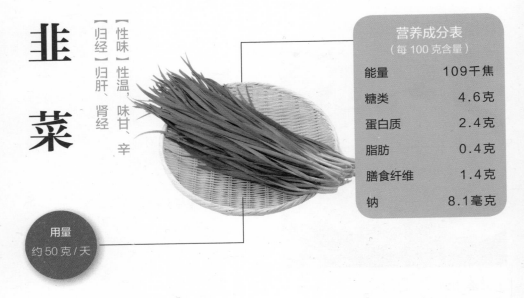

营养成分表
（每100克含量）

营养成分表（每100克含量）	
能量	109千焦
糖类	4.6克
蛋白质	2.4克
脂肪	0.4克
膳食纤维	1.4克
钠	8.1毫克

用量
约50克/天

养 肾 功 效

韭菜具有温肾助阳、益脾健胃、行气理血等功效，对肾炎以及肾阳虚所致的腰膝冷痛、阳痿早泄、带下、多尿等症有一定的食疗作用。

温 馨 提 示

保存韭菜时，可将新鲜的韭菜洗净后切成段，沥干水分，再装入塑料袋，然后放入冰箱中，其鲜味可保存两个月左右。韭菜性温，偏于温补，热性体质及经常出现便秘、口舌干燥、生口疮等上火症状者忌大量进食，否则会使上火症状更为严重。

其 他 营 养 功 效

韭菜中含有的挥发油和含硫化合物具有促进血液循环、降低血脂、扩张血管的作用，对预防心脑血管疾病和高血压均有帮助。韭菜富含膳食纤维，能有效促进胃肠蠕动、预防便秘。另外，常食韭菜还能改善肤质，并使头发乌黑发亮。

搭配宜忌

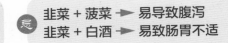

宜　韭菜 + 鸡蛋 ➡ 补肾强身
　　韭菜 + 黄豆芽 ➡ 瘦身排毒

忌　韭菜 + 菠菜 ➡ 易导致腹泻
　　韭菜 + 白酒 ➡ 易致肠胃不适

韭菜炒鹌鹑蛋

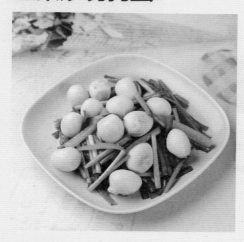

【调理功效】本品具有温肾助阳、健脾益气、补血强身等作用。

【原料】韭菜 100克，熟鹌鹑蛋135克，彩椒30克，盐、鸡粉各2克，食用油适量

【制作】

1 洗好的彩椒切细丝；洗净的韭菜切长段，梗、叶分开放置。

2 锅中注清水烧开，放入鹌鹑蛋，略煮后捞出，装盘待用。

3 用油起锅，倒入彩椒、韭菜梗，炒匀。

4 放入备好的熟鹌鹑蛋，炒匀，倒入韭菜叶，炒至变软。

5 加入盐、鸡粉，炒至入味，关火后盛出菜肴即可。

猪红韭菜豆腐汤

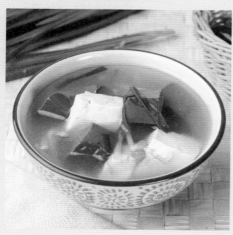

【调理功效】豆腐能补中益气、生津润燥，猪血可益气补血、排毒化瘀。本品不仅能滋补肝肾，而且补血效果尤佳。

【原料】韭菜85克，豆腐140克，黄豆芽70克，猪血150克，高汤300毫升，盐、鸡粉、白胡椒粉各2克，香油5毫升

【制作】

1 洗净的豆腐切块，处理好的猪血切小块。

2 洗好的韭菜切段，洗净的黄豆芽切段。

3 深锅置于火上，倒入高汤烧开，放入豆腐块、猪血块，煮至沸。

4 放入黄豆芽段、韭菜段，拌匀，煮约3分钟至熟。

5 加入盐、鸡粉、白胡椒粉、香油，稍稍搅拌至入味，关火后盛出煮好的汤即可。

苦瓜

【性味】性寒，味苦

【归经】归心、肝、脾、胃经

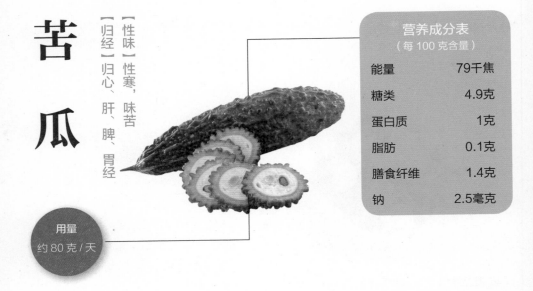

营养成分表
（每 100 克含量）

能量	79千焦
糖类	4.9克
蛋白质	1克
脂肪	0.1克
膳食纤维	1.4克
钠	2.5毫克

用量
约80克/天

养 肾 功 效

苦瓜具有清热解毒、健脾补肾、增强免疫力等功效，对肾虚引起的小便短赤、水肿等症有食疗作用。常食苦瓜还能降低血糖，对肾病并发糖尿病患者调控血糖有帮助。

温 馨 提 示

挑选苦瓜时，要观察苦瓜上的果瘤，果瘤颗粒越大越饱满，表示瓜肉越厚。苦瓜性寒，多食易伤脾胃，所以脾胃虚弱的人要少吃苦瓜。另外，苦瓜含奎宁，会刺激子宫收缩，因此孕妇也要慎食苦瓜。

其 他 营 养 功 效

苦瓜中的苦味素能增进食欲、健脾开胃；苦瓜含有的蛋白质及维生素C能增强机体的免疫力，起到防癌抗癌的作用。苦瓜中还有一种类似胰岛素的物质，可促进糖类的代谢，常食苦瓜能起到明显的降血糖的作用。

搭配宜忌

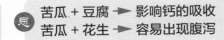

宜
苦瓜 + 茄子 ➡ 解除疲劳
苦瓜 + 洋葱 ➡ 增强免疫力

忌
苦瓜 + 豆腐 ➡ 影响钙的吸收
苦瓜 + 花生 ➡ 容易出现腹泻

蒜片苦瓜

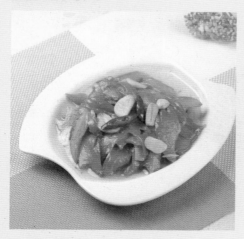

【调理功效】本品具有清热利尿、清心明目、补肾养心等功效，常食还能提高肾病患者的免疫功能和抗病能力。

【原料】苦瓜200克，大蒜25克，红椒10克，盐2克，鸡粉、食粉各少许，白糖3克，蚝油4克，水淀粉、食用油各适量

【制作】

1 苦瓜去瓤，切块；红椒切圈；大蒜切成片。

2 开水锅中加入食粉，放入苦瓜片，略煮片刻，捞出。

3 用油起锅，放入蒜片，爆香，倒入苦瓜，翻炒匀。

4 放入蚝油、盐、鸡粉、白糖，翻炒片刻。

5 倒入红椒圈，炒匀，加水淀粉勾芡，关火后盛出即可。

苦瓜炒马蹄

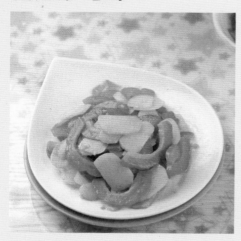

【调理功效】苦瓜能清热祛暑、解毒明目，马蹄能利尿凉血、降压降糖。本品对肾炎水肿、小便赤短有食疗作用。

【原料】苦瓜120克，马蹄肉100克，蒜末、葱花各少许，盐、白糖各3克，鸡粉2克，水淀粉、食用油各适量

【制作】

1 马蹄肉切薄片；苦瓜切片装碗，加1克盐腌渍20分钟。

2 开水锅中倒入苦瓜，煮至断生，捞出。

3 用油起锅，加蒜末爆香，放入马蹄肉，炒匀，倒入苦瓜，翻炒片刻。

4 加入2克盐、鸡粉、白糖，炒匀调味。

5 淋入水淀粉，翻炒几下，再撒上葱花，炒匀即可。

126

豆角

【性味】性平，味甘

【归经】归脾、胃经

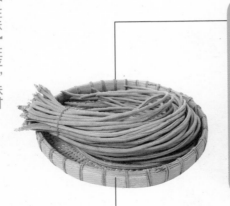

营养成分表
（每 100 克含量）

能量	121千焦
糖类	5.8克
蛋白质	2.7克
脂肪	0.2克
膳食纤维	1.8克
钠	4.6毫克

用量
约60克/天

养 肾 功 效

豆角营养丰富，味道鲜美，有健脾养胃、补肾益气、降血糖、开胃消食等功效，适用于脾胃虚弱、尿频、遗精、白带及泄痢等症，为健脾补肾的豆中上品。

温 馨 提 示

豆角可炒食、凉拌、泡食，种子可代替粮食或做馅料，为夏秋应季蔬菜之一。糖尿病、脾胃虚弱、消化不良、食积腹胀、口渴、多尿、妇女带下、肾虚、脚气病等病症患者及老年人适宜食用豆角，但需注意，一次不宜吃太多，以免产气胀肚。

其 他 营 养 功 效

豆角中含有丰富的B族维生素，其能使机体保持正常的消化腺分泌和胃肠道蠕动的功能，平衡胆碱酯酶活性，有帮助消化、增进食欲的功效。长豆角中所含有的维生素C还可刺激抗体的合成，可以提高人体的抗病毒能力，对肠胃炎有预防作用。

搭配宜忌

宜
豆角 + 香菇 ➡ 益气补虚
豆角 + 虾皮 ➡ 健胃补肾

忌
豆角 + 茄子 ➡ 治脾虚、湿盛
豆角 + 大蒜 ➡ 防癌抗癌

凉拌嫩豆角

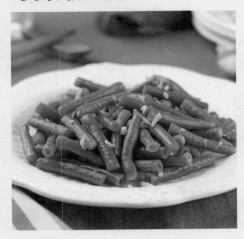

【调理功效】本品具有增进食欲、保肝护肾等功效。

【原料】豆角100克，蒜末5克，白醋5毫升，盐3克，食用油2毫升

【制作】

1　将豆角洗净，去掉筋，切成段。

2　锅内放入清水煮开，倒入油和盐。

3　将豆角放进煮开的水中焯熟。

4　捞出豆角，沥干水分，摆盘，撒上白醋、蒜末，拌匀即可。

茄子炒豆角

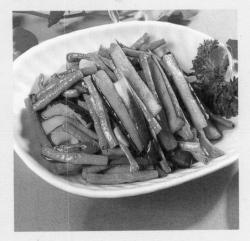

【调理功效】豆角有健脾补肾的功效，对尿频、遗精等疾病有辅助功效。

【原料】茄子、豆角各200克，盐、鸡精各2克，酱油、香油各3毫升，食用油适量

【制作】

1　茄子洗净，切段；豆角洗净，撕去荚丝，切段。

2　油锅烧热，下入茄子段、豆角段，大火煸炒至熟。

3　下入盐、鸡精、酱油、香油调味，翻炒均匀即可。

莴笋

【性味】性凉，味甘、苦

【归经】归胃、膀胱经

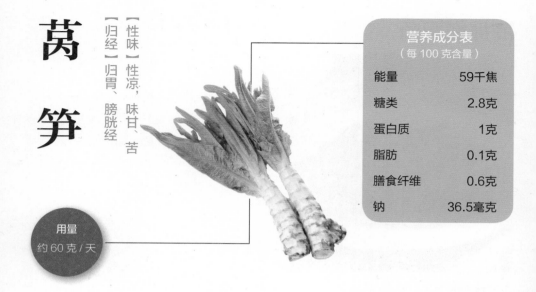

营养成分表
（每100克含量）

能量	59千焦
糖类	2.8克
蛋白质	1克
脂肪	0.1克
膳食纤维	0.6克
钠	36.5毫克

用量
约60克/天

养 肾 功 效

莴笋中含有较多的盐酸和钾，可以促进排尿，缓解因肾功能下降引起的小便不利、水肿、食欲不振、便秘、高血压等症，对肾病及高血压肾病患者有较好的食疗作用。

温 馨 提 示

莴笋叶的蛋白质、糖类、维生素C和胡萝卜素的含量都比莴笋茎高出很多，因此，吃莴笋不要吃茎弃叶，而是既要吃茎，也要吃叶。一般人均可食用莴笋，尤适宜婴幼儿、哺乳期女性食用。

其 他 营 养 功 效

莴笋含有的乳状浆液可增强胃液、消化腺和胆汁的分泌，有增进食欲、促进消化的功效。莴笋中还含有丰富的烟酸，可改善糖尿病患者的糖代谢功能。莴笋中膳食纤维含量高，还能防治便秘。

搭配宜忌

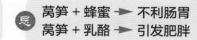

宜
莴笋 + 黑木耳 ➤ 补铁补血
莴笋 + 蒜薹 ➤ 防癌抗癌

忌
莴笋 + 蜂蜜 ➤ 不利肠胃
莴笋 + 乳酪 ➤ 引发肥胖

炝拌莴笋

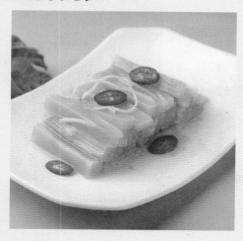

【调理功效】莴笋具有健脾开胃、清热利尿、润肠通便等功效，对消化功能减弱、便秘、肾炎水肿人群尤其有利。

【原料】莴笋260克，干辣椒少许，花椒少许，姜丝少许，白醋6毫升，白糖5克，盐6克，食用油适量

【制作】

1　洗净去皮的莴笋切成条，放入碗中，加盐腌渍约30分钟。

2　碗中注入适量清水，洗去多余盐分；将水倒去，撒上姜丝，待用。

4　用油起锅，放入花椒、干辣椒、爆香，捞出材料。

5　锅底留油烧热，关火后盛出部分热油，均匀地浇在莴笋上。

6　锅底留油烧热，倒入白醋、白糖，调成味汁，浇在莴笋上，将碗中的材料拌匀，腌渍约3小时至入味。

黑芝麻拌莴笋丝

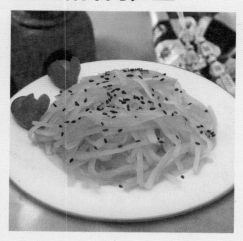

【调理功效】莴笋有增进食欲和刺激消化的功效。本品适合水肿和尿少的肾病综合征患者食用。

【原料】莴笋300克，熟黑芝麻少许，盐2克，鸡精1克，醋6克，生抽10克

【制作】

1　莴笋去皮洗净，切丝。

2　锅内注水烧沸，放入莴笋丝焯熟，捞起沥干并装入盘中。

3　加入盐、鸡精、醋、生抽拌匀，撒上熟黑芝麻即可。

茄子

【性味】性凉，味甘

【归经】归脾、胃、大肠经

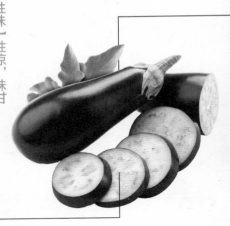

用量
约85克/天

营养成分表
（每100克含量）

能量	96千焦
糖类	4.9克
蛋白质	1.1克
脂肪	0.2克
膳食纤维	1.3克
钠	5.4毫克

养 肾 功 效

茄子含有蛋白质、糖类、维生素、钙、铁等营养成分，能促进细胞的新陈代谢，对增强机体免疫力和男性性功能等有一定的作用。常食茄子，还能防治肾炎水肿、便秘等疾病。

温 馨 提 示

茄子切成块或片后，由于氧化作用会很快由白变褐。如果将茄子切好后立即放入水中浸泡，待做菜时再捞起滤干，就可以避免茄子变色。茄子对发热、咯血、便秘、高血压、动脉硬化、坏血病、眼底出血、皮肤紫斑症等病症均有食疗作用。

其 他 营 养 功 效

茄子中含有丰富的维生素P，能增强人体细胞间的黏着力，增强毛细血管的弹性，防止微血管破裂出血，使血管维持正常的功能。茄子中还含有维生素B_1，具有增强大脑和神经系统功能的作用，可增强记忆力、缓解脑部疲劳。

搭配宜忌

宜
茄子 + 猪肉 ➜ 稳定血压
茄子 + 黄豆 ➜ 通气顺肠

忌
茄子 + 螃蟹 ➜ 郁积腹中
茄子 + 河蟹 ➜ 对健康不利

桃仁茄子

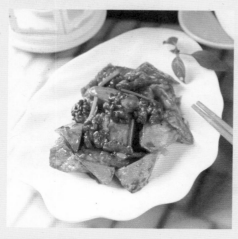

【调理功效】本品有健脾开胃、增强免疫力等功效，适宜免疫力低下、食欲不佳、记忆力减退等人群食用。

【原料】茄子300克，核桃仁25克，鸡蛋1个，姜片、葱段各少许，甜辣酱5克，生粉20克，盐2克，生抽、水淀粉、香油、食用油各适量

【制作】

1 洗净的茄子去皮，切滚刀块。

2 鸡蛋打入碗中，放入生粉、茄子，拌匀；取一碗，加适量清水、盐、生抽、水淀粉、香油调成汁液。

4 热锅注油，放入核桃仁，油炸片刻，捞出；热油锅中倒入茄子，炸至金黄色，捞出。

5 用油起锅，放入姜片、葱段、甜辣酱炒匀，加入调好的汁液，放入茄子、核桃仁翻炒入味即可。

蒜香茄子

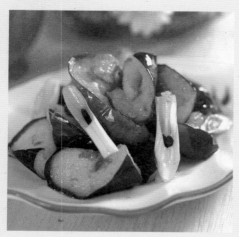

【调理功效】本品营养丰富，有利于缓解肾脏不适，尤其适合尿路感染患者适当食用。

【原料】茄子300克，蒜少许，葱1根，姜1小块，白糖、豆瓣酱各20克，酱油、料酒各5毫升，盐3克，食用油适量

【制作】

1 茄子洗净切块，放水中浸泡10分钟，捞出沥水；葱洗净斜切成丝；姜洗净切片；蒜洗净切片。

2 锅注油烧热，倒入蒜片炒香，再下茄块炸成金黄色，下入豆瓣酱和其他调味料，炒匀即可。

西瓜

【性味】性寒，味甘

【归经】归心、胃、膀胱经

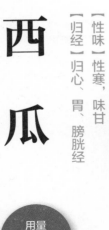

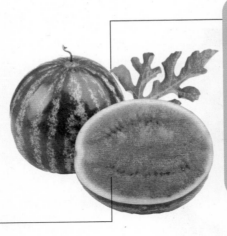

用量
约200克/天

营养成分表
（每100克含量）

能量	105千焦
糖类	5.8克
蛋白质	0.6克
脂肪	0.1克
膳食纤维	0.3克
钠	3.2毫克

养 肾 功 效

西瓜具有清热解暑、生津止渴、利尿除烦等功效。其含有的钾能利尿，消除肾脏的炎症；所含的酶能把不溶性蛋白质转化为可溶性蛋白质，有助于肾炎患者的调养。

温 馨 提 示

适量进食西瓜对肾炎患者有益，但不可食用过多。肾病患者如果吃太多西瓜，会因为摄入的水分过多却不能及时排出而造成水分在体内储存过量，血容量增多，容易诱发急性心力衰竭。

其 他 营 养 功 效

西瓜富含多种维生素，具有平衡血压、调节心脏功能、预防癌症的作用，可以促进新陈代谢，有软化及扩张血管的功能。常吃西瓜还可以使头发秀丽、稠密。西瓜还可以有效补充人体的水分，清热解暑。

搭配宜忌

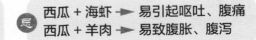

宜
西瓜 + 大蒜 ➡ 营养更丰富
西瓜 + 鸡蛋 ➡ 滋阴润燥

忌
西瓜 + 海虾 ➡ 易引起呕吐、腹痛
西瓜 + 羊肉 ➡ 易致腹胀、腹泻

酸奶西瓜

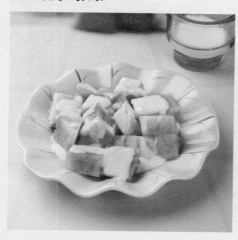

【原料】西瓜350克，酸奶120毫升

【制作】

1 将西瓜对半切开，改切成小瓣。

2 取出果肉，改切成小方块，备用。

3 取一个干净的盘子，放入切好的西瓜果肉，码放整齐。

4 将备好的酸奶均匀地淋在西瓜上即可。

【调理功效】本品具有清热解暑、利尿通便、降压降糖的功效，常食有助于利尿消肿、消除炎症。

西瓜绿豆粥

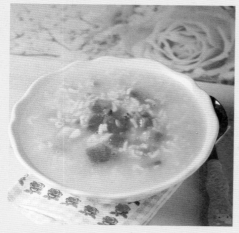

【原料】水发大米95克，水发绿豆45克，西瓜肉80克，白糖适量

【制作】

1 西瓜肉切成小块。

2 砂锅中注入适量清水烧开，倒入洗好的大米，搅拌匀。

3 放入洗净的绿豆，搅拌均匀。

4 盖上盖，烧开后用小火煮约30分钟至食材熟透。

5 揭盖，加入白糖，拌匀，煮至溶化。

6 倒入西瓜块，快速搅拌均匀，关火后盛出即可。

【调理功效】西瓜与绿豆均有较好的消暑清热、利尿排毒等功效，本品对各种急慢性肾炎有一定的食疗作用。

葡萄

【性味】性平，味甘、酸

【归经】归肺、脾、肾经

营养成分表
（每 100 克含量）

能量	180千焦
糖类	10.3克
蛋白质	0.5克
脂肪	0.2克
膳食纤维	0.4克
钾	104毫克

用量
约 100 克 / 天

养 肾 功 效

葡萄有补气血、益肝肾、生津液、强筋骨、止咳除烦、通利小便等功效，适用于脾虚气弱、肝肾阴虚、气短乏力、腰腿酸痛、水肿、小便不利等症状。

温 馨 提 示

经常食用葡萄，可以缓解手脚冰冷、腰痛、贫血等现象，提高机体免疫力。但葡萄不宜多吃，否则易引起上火、泄泻等病症。吃葡萄后不能立刻喝水，否则很容易引发腹痛和腹泻。

其 他 营 养 功 效

葡萄中含有丰富的葡萄糖、有机酸、氨基酸、维生素等成分，可补益和兴奋大脑神经，对神经衰弱者有益。葡萄中含有的类黄酮是一种强抗氧化剂，可延缓衰老、防癌抗癌。葡萄是含铁元素丰富的水果，是贫血患者的食疗佳品。

搭配宜忌

宜
葡萄 + 枸杞 → 益气补血
葡萄 + 粳米 → 美容养颜

忌
葡萄 + 白萝卜 → 易导致甲状腺肿大
葡萄 + 螃蟹 → 易造成身体不适

香蕉葡萄汁

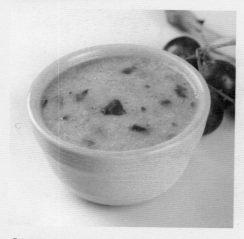

【调理功效】本品对肝肾有较好的滋补作用。

【原料】香蕉150克，葡萄120克

【制作】

1　香蕉去皮，并将果肉切成小块，盛入碗中，备用。

2　取榨汁机，选择搅拌刀座组合，将洗好的葡萄倒入搅拌杯中。

3　再加入切好的香蕉，倒入适量纯净水。

4　盖上盖子，选择"榨汁"功能，榨取果汁，稍等片刻。

5　揭开盖子，将榨好的果汁倒入杯中即可。

葡萄豆浆

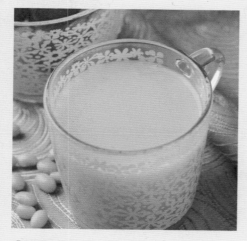

【调理功效】本品具有较好的清热利尿、健脾补肾、美容养颜功效，常食还能增强机体免疫力。

【原料】水发黄豆40克，葡萄20克

【制作】

1　洗净的葡萄切成瓣，备用。

2　将泡好的黄豆倒入碗中，注入适量清水，用手搓洗干净，沥干水分，待用。

3　将备好的葡萄、黄豆倒入豆浆机中，注入适量清水，至水位线。

4　盖上豆浆机机头，启动豆浆机，待豆浆机运转约15分钟，即成豆浆。

桑葚

【性味】性寒，味甘

【归经】归心、肝、肾经

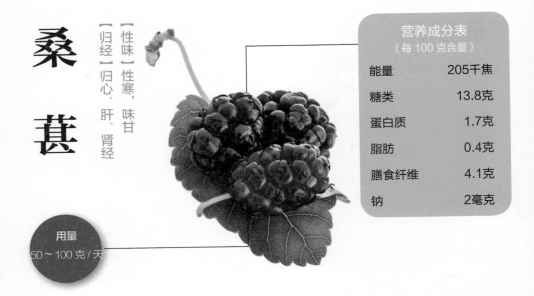

用量
50～100克/天

营养成分表
（每100克含量）

能量	205千焦
糖类	13.8克
蛋白质	1.7克
脂肪	0.4克
膳食纤维	4.1克
钠	2毫克

养 肾 功 效

桑葚具有补肝益肾、补血滋阴、生津止渴等功效，适用于肝肾阴亏所致的眩晕耳鸣、心悸失眠、目暗昏花、须发早白、关节不利等症，也可用于内热消渴症。

温 馨 提 示

桑葚酸甜适口，但要挑选成熟的。真正成熟了的桑葚紫中透黑、黑中透亮，并且没有汁液流出。桑葚不宜久存，建议现买即食。一般成人适合食用，女性、中老年人及过度用眼者食用，补益效果尤佳。

其 他 营 养 功 效

桑葚可以促进血红细胞的生长，防止白细胞减少，常食桑葚可以明目，缓解眼睛疲劳、干涩的症状。桑葚有改善皮肤血液供应、营养肌肤、使皮肤白嫩等作用，并能延缓衰老。此外，桑葚还具有生津止渴、促进消化、帮助排便等作用。

搭配宜忌

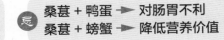

宜
桑葚＋糯米 ➡ 滋肝养肾
桑葚＋蜂蜜 ➡ 滋阴养颜

忌
桑葚＋鸭蛋 ➡ 对肠胃不利
桑葚＋螃蟹 ➡ 降低营养价值

桂圆桑葚奶

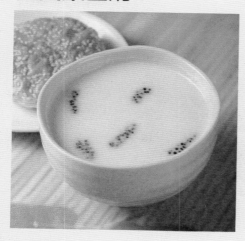

【原料】桂圆肉80克，桑葚30克，牛奶120毫升

【制作】

1 砂锅中注入适量清水，用大火烧开。

2 倒入备好的桂圆肉、桑葚。

3 加入牛奶，拌匀。

4 用中火煮至沸。

5 关火后盛出煮好的桂圆桑葚奶，待稍凉即可食用。

【调理功效】桑葚有较好的滋补肾脏的作用。本品有健脾、安神的功效，适合心烦失眠、便秘的肾病患者食用。

桑葚莲子银耳汤

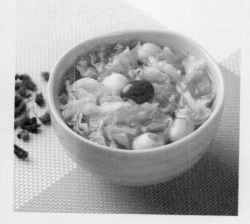

【原料】桑葚干5克，水发莲子70克，水发银耳120克，冰糖30克

【制作】

1 洗好的银耳切成小块，备用。

2 砂锅中注清水烧开，倒入桑葚干，煮约15分钟至其析出营养物质。

3 捞出桑葚，倒入莲子、银耳块。

4 盖上盖，用小火再煮20分钟至食材熟透。

5 揭盖，倒入冰糖，拌匀，煮至冰糖溶化，关火后盛出即可。

【调理功效】本品可补血滋阴、生津止渴、润肠通便，对于肾阴虚有一定的调理作用。

山楂

【性味】性微温，味酸、甘

【归经】归脾、胃、肝经

用量
约 50 克 / 天

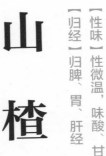

营养成分表
（每 100 克含量）

能量	397千焦
糖类	25.1克
蛋白质	0.5克
脂肪	0.6克
膳食纤维	3.1克
钠	5.4毫克

养 肾 功 效

山楂具有利尿、消食化积、散瘀血、杀菌等功效，对由肾虚引起的食欲不振、小便不利、排尿不畅、水肿、高血压、高脂血症等病症有一定的作用。

温 馨 提 示

山楂能消肉食之积，对嗜食肥腻食物、经常腹胀、腹部肥胖者非常有益。山楂有活血的作用，故孕妇不宜食用，否则容易引发流产。山楂味酸，食用后应当立即漱口、刷牙，以免对牙齿产生不良影响。

其 他 营 养 功 效

山楂所含的大量维生素C和酸类物质，可促进胃液分泌，增加胃消化酶类，帮助消化。山楂还有活血化瘀的功效，有助于消除局部瘀血，辅助治疗跌打损伤。常食山楂还能防治心血管疾病，起到降血压、降胆固醇、软化血管、利尿和镇静的作用。

搭配宜忌

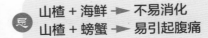

宜　山楂 + 芹菜 ➤ 补血、消食
　　山楂 + 红糖 ➤ 对血瘀闭经有疗效

忌　山楂 + 海鲜 ➤ 不易消化
　　山楂 + 螃蟹 ➤ 易引起腹痛

荞麦山楂豆浆

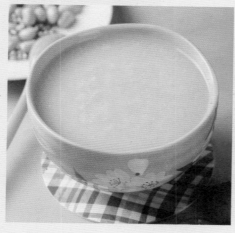

【原料】水发黄豆60克，荞麦10克，鲜山楂30克

【制作】

1 将洗净的山楂去核，切成块，备用。

2 碗中倒入泡好的黄豆、荞麦，加适量清水，搓洗干净，沥干待用。

3 将山楂、黄豆、荞麦倒入豆浆机中，注入适量清水，至水位线。

4 盖上豆浆机机头，启动豆浆机；待豆浆机运转约15分钟，即成豆浆。

5 断电，取下机头，滤取豆浆。

6 将滤好的豆浆倒入杯中即可。

【调理功效】荞麦、山楂均有很好的养胃作用。本品能消食化积、健脾养胃、利尿降压、滋补肝肾。

桂花红果糖汁

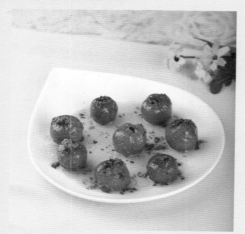

【原料】山楂230克，桂花8克，白糖30克

【制作】

1 将洗净的山楂切去果蒂，待用。

2 锅中注清水烧开，放入山楂，搅拌均匀。

3 盖上盖，煮沸后用小火焖约10分钟；揭盖，拣出煮好的山楂，装盘待用。

4 锅中留汤汁，放入桂花，拌匀。

5 锅中加入白糖，转中火烧热，拌煮至沸，制成糖汁，浇在山楂上即可。

【调理功效】山楂果汁中加入了桂花之后，不仅味道更好，还能清热生津、醒脾开胃、缓解心情。

板栗

【性味】性温，味甘

【归经】归脾、胃、肾经

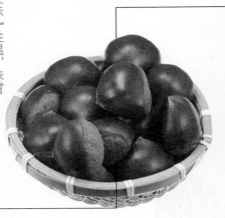

用量
约 50 克 / 天

营养成分表
（每 100 克含量）

能量	1443千焦
糖类	78.4克
蛋白质	5.3克
脂肪	1.7克
膳食纤维	1.2克
维生素B₁	0.08毫克

养 肾 功 效

板栗具有健脾和胃、益气补肾、壮腰强筋、活血补血等功效，尤其适用于肾虚患者。对于肾虚引起的腰膝酸软、腰腿不利、小便频多等症都有较好的食疗功效。

温 馨 提 示

由于板栗生吃难消化，熟食又容易滞气，所以一次不宜食用过多。脾胃虚弱、消化功能较弱者以及风湿病、便秘等患者不宜食用。板栗含淀粉较多，饭后不宜多吃，以免摄入过多热量，引起肥胖。

其 他 营 养 功 效

板栗中含有丰富的不饱和脂肪酸、维生素和矿物质，能防治高血压、冠心病、动脉硬化、骨质疏松等疾病，是抗衰老、延年益寿的滋补佳品。板栗中含有丰富的维生素C，能够维持牙齿、骨骼、血管、肌肉的正常功能，有助于生长发育。

搭配宜忌

宜
板栗 + 鸡肉 ➡ 补虚益气
板栗 + 红枣 ➡ 补充肾虚

忌
板栗 + 羊肉 ➡ 不易消化
板栗 + 杏仁 ➡ 易引起胃痛

板栗豆浆

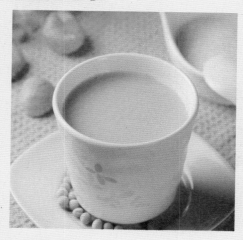

【调理功效】本品具有补肾益气、降压降脂、防癌抗癌等多种功效，常食还能提高机体的抗病能力。

【原料】板栗肉100克，水发黄豆80克，白糖适量

【制作】

1　将洗净的板栗肉切成小块，备用。

2　把泡好的黄豆倒入碗中，加适量清水，搓洗干净，沥干水分。

3　取出豆浆机，倒入黄豆、板栗和适量清水，盖上机头，启动豆浆机；待豆浆机运转15分钟，即成豆浆。

4　断电，取下机头，滤取豆浆，倒入碗中，加入白糖，拌至白糖溶化即可。

椒香油栗

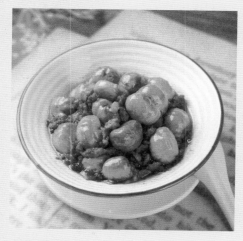

【调理功效】本品具有健脾胃、补肾、强筋等功效。

【原料】板栗肉200克，肉末25克，花椒8克，姜末、蒜末、葱花各适量，豆瓣酱12克，白糖、鸡粉各2克，料酒3毫升，生抽5毫升，食用油适量

【制作】

1　用油起锅，倒入肉末，炒至变色，放入花椒、蒜末、姜末，炒出香味。

2　加入豆瓣酱，倒入板栗肉，翻炒匀，放入白糖、生抽、鸡粉、料酒，炒匀。

3　关火后将食材盛入蒸碗，置于烧开的蒸锅中，蒸至熟透，取出，撒上葱花即可。

核桃

【性味】性温，味甘

【归经】归肺、肾、大肠经

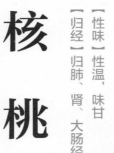

用量
20 ～ 30 克 / 天

营养成分表
（每 100 克含量）

能量	2623千焦
糖类	19.1克
蛋白质	14.9克
脂肪	58.8克
膳食纤维	9.5克
钠	6.4毫克

养 肾 功 效

核桃有补肾填精、补血养气、止咳平喘、润燥通便、养心安神等功效，适用于肾虚引起的虚寒咳嗽、肾虚腰痛、腰痛脚弱、阳痿、遗精、须发早白、小便频数等症，是补肾的佳品。

温 馨 提 示

核桃中含有多种人体需要的微量元素，当感到疲劳时吃些核桃，可有效缓解疲劳和压力。但核桃中含有较多的油脂，所以一次不宜吃太多，以免引起消化不良。腹泻、阴虚火旺、痰湿重者均不宜食用核桃。

其 他 营 养 功 效

核桃中含有的磷脂对脑神经有良好的保健作用，可以滋养脑细胞，增强脑功能。常食核桃还能润肌肤、乌须发、防癌抗癌、延年益寿。核桃仁含丰富的不饱和脂肪酸，可以提高肠内容物对黏膜的润滑性，易于排便。

搭配宜忌

宜
核桃 + 鳝鱼 ➡ 降低血糖
核桃 + 黑芝麻 ➡ 补肝益肾

忌
核桃 + 白酒 ➡ 易生燥火
核桃 + 野鸡肉 ➡ 对健康不利

核桃豆浆

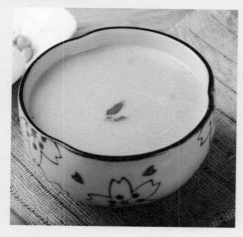

【调理功效】本品可起到防治肝肾亏虚引起的腰腿酸软、牙齿松动、须发早白、虚劳咳嗽、小便频数等症的作用。

【原料】水发黄豆120克，核桃仁40克，白糖15克

【制作】

1. 取榨汁机，倒入洗净的黄豆、适量清水，盖上盖，启动榨汁机，运转3分钟，倒出搅拌好的材料，用滤网滤取豆汁，装碗待用。

2. 取榨汁机，放入备好的核桃仁、豆汁，盖上盖，榨至核桃仁呈碎末状，倒出榨好的生豆浆。

3. 砂锅置于火上，倒入拌好的生豆浆，用大火煮约1分钟，至汁水沸腾，撇去浮沫，加入白糖，搅拌均匀，续煮片刻至糖分溶化，盛出装碗即可。

桂圆核桃青菜粥

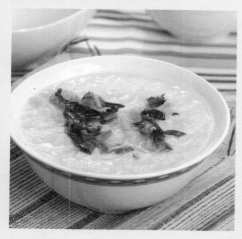

【调理功效】本品具有健脾养心、补肾安神的作用，适用于肾脏疾病患者。

【原料】水大米100克，桂圆肉、核桃仁各20克，青菜10克，白糖5克

【制作】

1. 大米淘洗干净，放入清水中浸泡；青菜洗净，切成细丝；桂圆肉洗净。

2. 锅置火上，放入大米，加适量清水煮至八成熟。

3. 放入桂圆肉、洗净的核桃仁煮至米粒开花，放入青菜稍煮，至粥呈浓稠状，香味四溢时，加白糖稍煮调匀，便可盛入碗中食用。

莲子

[性味] 性平，味甘、涩

[归经] 归脾、肾、心经

用量
30～50克/天

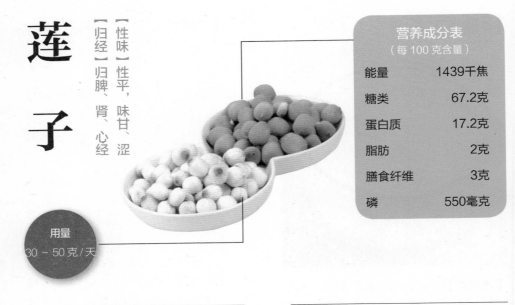

营养成分表
（每100克含量）

能量	1439千焦
糖类	67.2克
蛋白质	17.2克
脂肪	2克
膳食纤维	3克
磷	550毫克

养 肾 功 效

莲子具有益肾涩精、补脾止泻、养心安神的功效。青年人梦多、遗精频繁或滑精者服食莲子可起到良好的止遗涩精作用。莲子更是久病、产后或年老体虚者的常用滋补佳品。

温 馨 提 示

莲子作为保健药膳食疗时，最好不要舍弃莲子心。因为莲子心虽然味道极苦，却有很好的强心作用，能清心降火、降低血压、助睡眠。挑选莲子时，以饱满圆润、粒大洁白、口咬脆裂、芳香味甜、无霉变虫蛀者为佳。

其 他 营 养 功 效

莲子所含的生物碱具有较好的降血压、降血糖的作用，还有较强的抗心律不齐作用。常食莲子还能缓解多饮、多尿、乏力、身形消瘦等症状。莲子中钙、磷和钾的含量非常高，不但有促进骨骼生长的作用，还可以防止骨质疏松。

搭配宜忌

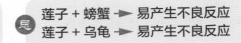

宜
莲子 + 南瓜 ➡ 降脂降压
莲子 + 猪肚 ➡ 滋阴养肾

忌
莲子 + 螃蟹 ➡ 易产生不良反应
莲子 + 乌龟 ➡ 易产生不良反应

风味蒸莲子

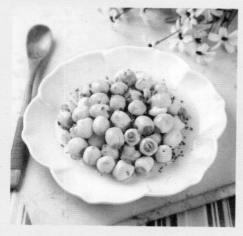

【原料】水发莲子250克，桂花15克，白糖3克，水淀粉少许

【制作】

1 碗中倒入泡好的莲子、桂花，拌匀，待用。

2 蒸锅中注清水烧开，放入莲子、桂花。

3 盖上盖，蒸至食材熟透；揭盖，取出食材。

4 将碗倒扣在盘子上，倒出汁液，把碗揭开。

5 另起锅，放入汁液、清水、白糖，拌匀，加少许水淀粉，拌至汁液呈稠状，盛出汁液，浇在蒸好的莲子上即可。

【调理功效】本品具有健脾补虚、养心安神、美容养颜等功效，可改善咳嗽痰多、肾虚腰痛、胃寒胃疼等症状。

莲子炖猪肚

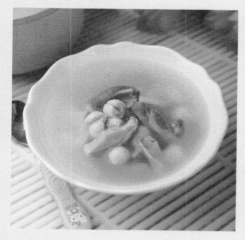

【原料】猪肚220克，水发莲子80克，姜片、葱段各5克，盐2克，鸡粉、胡椒粉各少许，料酒7毫升

【制作】

1 将洗净的猪肚切成条，备用。

2 开水锅中放入猪肚条，淋入3毫升料酒，煮约1分钟，捞出猪肚。

3 砂锅中注清水烧热，倒入姜片、葱段、猪肚、莲子、4毫升料酒，盖上盖，煮2小时。

4 揭盖，加盐、鸡粉、胡椒粉，拌匀，续煮片刻，盛出装碗即可。

【调理功效】本品可补气健脾、补肾固精、养血安神，有很好的补虚益肾功效，适合肾病患者食用。

乌鸡

【性味】性平，味甘

【归经】归肝、肾经

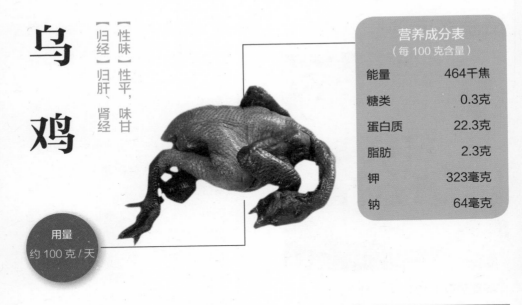

用量
约 100 克 / 天

营养成分表
（每 100 克含量）

能量	464千焦
糖类	0.3克
蛋白质	22.3克
脂肪	2.3克
钾	323毫克
钠	64毫克

养 肾 功 效

乌鸡具有滋补肝肾、养血益精、滋阴清热、补虚等功效，能调节人体免疫系统，抗衰老。尤其适宜体虚血亏、肝肾不足、脾胃不健的人食用，能满足肾病患者对营养的需求。

温 馨 提 示

乌鸡连骨熬汤滋补效果更佳，炖时宜用砂锅小火慢炖，不宜使用高压锅。体虚血亏、肝肾不足、脾胃不健者适宜食用乌鸡，但感冒发热者、咳嗽多痰者、湿热内蕴者、腹胀者、急性菌痢肠炎患者、皮肤疾病患者不宜食用。

其 他 营 养 功 效

乌鸡可提高生理功能、延缓衰老、强筋健骨，对防治骨质疏松、佝偻病等有明显功效。乌鸡肉的铁、铜元素含量较高，对病后贫血者具有补血、促进康复的食疗作用。常食乌鸡还能增强人体免疫力，提高抗病能力，促进疾病的康复。

搭配宜忌

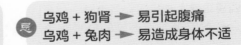

宜
乌鸡 + 三七 ➤ 增强免疫力
乌鸡 + 粳米 ➤ 祛热、补中

忌
乌鸡 + 狗肾 ➤ 易引起腹痛
乌鸡 + 兔肉 ➤ 易造成身体不适

山药乌鸡粥

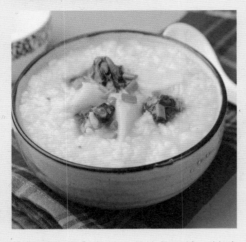

【调理功效】本品具有补肾固精、健脾养血的功效。

【原料】大米145克，乌鸡块200克，山药65克，姜片、葱花各少许，盐2克，料酒4毫升

【制作】

1 将去皮洗净的山药切滚刀块。

2 开水锅中倒入乌鸡块、料酒，煮约1分钟，汆去血水，捞出待用。

3 砂锅中注清水烧热，倒入汆好的乌鸡块，放入洗净的大米，撒上姜片，搅拌匀。

5 盖上盖，烧开后用小火煮约25分钟至米粒熟软，揭盖，倒入切好的山药，拌匀，用小火续煮20分钟，加入盐调味，盛出装碗，撒上葱花。

百合乌鸡汤

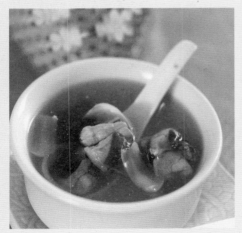

【调理功效】本品有较好的补虚强身作用。

【原料】乌鸡1只，生百合30枚，白粳米适量，葱段5克，姜少许，盐4克

【制作】

1 乌鸡洗净斩件；百合洗净；姜洗净切片；白粳米淘洗干净。

2 将乌鸡放入锅中汆水，捞出洗净。

3 锅中加适量清水，下入乌鸡、百合、姜片、白粳米，炖2小时，下入葱段，加盐调味即可。

鹌鹑

【性味】性平，味甘

【归经】归大肠、脾、肺、肾经

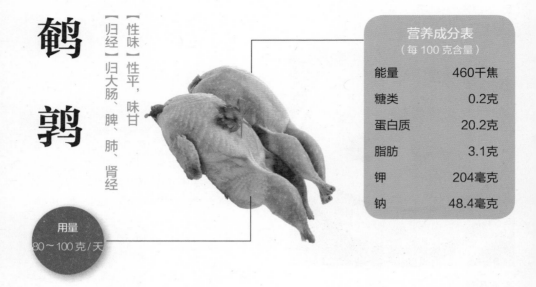

营养成分表
（每 100 克含量）

能量	460千焦
糖类	0.2克
蛋白质	20.2克
脂肪	3.1克
钾	204毫克
钠	48.4毫克

用量
30～100克/天

养 肾 功 效

鹌鹑具有补五脏、益精血、强气力、壮筋骨、温肾助阳等功效，对肾病患者出现的营养不良、神经衰弱、水肿、排尿异常等症状有较好的食疗作用。（注：本书中鹌鹑均为人工养殖。）

温 馨 提 示

鹌鹑肉不仅食用营养价值高，药用价值也很高。它是高蛋白、低脂肪、低胆固醇食物，是营养不良、体虚贫血、高血压、肥胖、动脉硬化等人群的食疗佳品。大便干燥者不宜食用鹌鹑，否则容易引发痔疮。

其 他 营 养 功 效

鹌鹑肉质鲜美，含脂肪少，素有"动物人参"之称。鹌鹑中含有丰富的卵磷脂和脑磷脂，具有健脑的作用；其还含有一定量的维生素P，常食有防治高血压及动脉硬化的功效，是心血管病患者的理想滋补品。

搭配宜忌

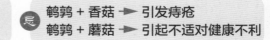

宜
鹌鹑 + 红枣 ➡ 补血益气
鹌鹑 + 天麻 ➡ 改善贫血

忌
鹌鹑 + 香菇 ➡ 引发痔疮
鹌鹑 + 蘑菇 ➡ 引起不适对健康不利

红烧鹌鹑

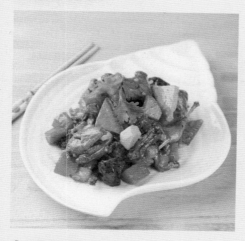

【调理功效】鹌鹑补虚损、益肾精的功效较为显著，男子常食可增强性功能，并增气力、壮筋骨。

【原料】鹌鹑肉300克，豆干200克，胡萝卜90克，花菇、姜片、葱、蒜头、香叶、八角各少许，盐、白糖各2克，料酒、生抽各6毫升，老抽2毫升，水淀粉、食用油各适量

【制作】

1 葱切段，蒜头、花菇、胡萝卜、豆干切块。

2 用油起锅，放入蒜头，炒香，倒入姜片、葱、鹌鹑肉，炒至变色。

3 加入料酒、生抽、香叶、八角、清水、盐、白糖、老抽，倒入胡萝卜、花菇、豆干，炒匀，焖约15分钟，转大火收汁，加入水淀粉，拌匀，煮至浓稠即可。

红枣枸杞炖鹌鹑

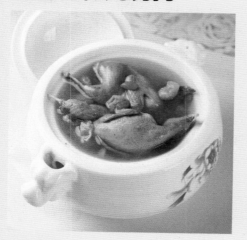

【调理功效】本品可补肝肾而强筋骨，适用于肝肾虚弱、腰膝酸软等病症，常食还能美容养颜，延缓衰老。

【原料】鹌鹑肉270克，高汤400毫升，枸杞、红枣、桂圆肉、姜片各少许，盐、鸡粉各2克

【制作】

1 锅中注清水烧开，倒入鹌鹑肉，汆去血水，捞出待用。

2 取炖盅，放入鹌鹑肉、枸杞、红枣、桂圆肉、姜片。

3 加入高汤、盐、鸡粉，盖好盖，放入烧开的蒸锅中。

4 炖2小时，取出炖盅，待稍微放凉后即可。

鸽肉

【性味】性平，味咸

【归经】归肝、肾经

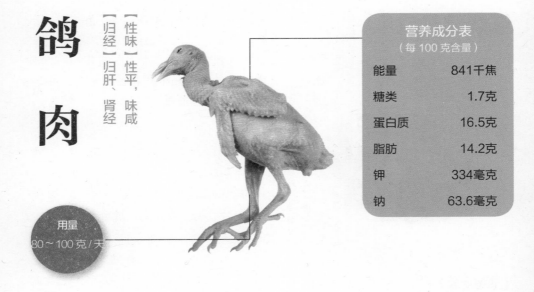

用量
80~100克/天

<table>
<tr><td colspan="2">营养成分表
（每100克含量）</td></tr>
<tr><td>能量</td><td>841千焦</td></tr>
<tr><td>糖类</td><td>1.7克</td></tr>
<tr><td>蛋白质</td><td>16.5克</td></tr>
<tr><td>脂肪</td><td>14.2克</td></tr>
<tr><td>钾</td><td>334毫克</td></tr>
<tr><td>钠</td><td>63.6毫克</td></tr>
</table>

养 肾 功 效

鸽肉具有补肾、养血、益气、美容等功效，对肾虚引起的性欲减退、阳痿早泄、腰膝酸软等症均有食疗作用。而且鸽肉是高蛋白食物，能为肾病患者补充优质蛋白质。

温 馨 提 示

鸽肉以清蒸或煲汤为宜，这样能使其营养成分保存得较为完好。鸽肉营养丰富，易于消化，适宜老年人、体虚病弱者、孕妇及儿童食用。鸽肉性热，食积胃热、体虚乏力者及皮肤病患者不宜食用鸽肉。

其 他 营 养 功 效

鸽肉中富含有造血作用的微量元素，常食还能改善贫血头晕、体虚乏力等症状，使皮肤变得白嫩、细腻，对心脑血管疾病也有一定的辅助疗效。鸽肉中还富含血红蛋白，能使术后伤口更好地愈合。

搭配宜忌

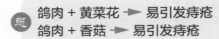

宜　鸽肉 + 螃蟹 ➡ 滋肾益气
　　鸽肉 + 竹笋 ➡ 开胃消食

忌　鸽肉 + 黄菜花 ➡ 易引发痔疮
　　鸽肉 + 香菇 ➡ 易引发痔疮

黄菜花炖乳鸽

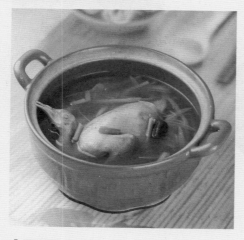

【调理功效】本品具有补肾益气、降压降脂等功效，适合肾虚患者食用，常食还能预防高血压肾病、糖尿病等。

【原料】 乳鸽肉400克，水发黄菜花100克，红枣20克，枸杞10克，花椒少许，姜片、葱段各少许，盐2克，料酒7毫升

【制作】

1　将洗净的黄菜花切除根部。

2　开水锅中放入处理好的乳鸽肉，煮约2分钟，捞出乳鸽，待用。

3　砂锅中注清水烧开，加入备好的花椒、姜片、红枣、枸杞，放入余好的乳鸽肉、黄菜花，淋入料酒，拌匀。

5　盖上盖，煮沸后用小火炖约1小时；揭盖，加盐拌匀调味，续煮片刻，最后撒上葱段即可。

红烧乳鸽

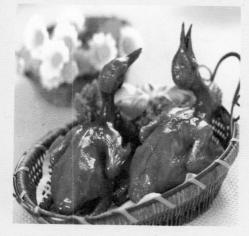

【调理功效】急性肾衰竭患者的肾脏功能较弱，适当食用本品，有助于强健体魄，恢复健康，还能保护肾脏。

【原料】 乳鸽2只，盐、脆皮水、葱段、食用油各适量

【制作】

1　乳鸽收拾干净，整只入锅，加葱段、适量水和盐煲40分钟。

2　乳鸽熟后取出，均匀地裹上脆皮水，挂在通风处吹干。

3　锅中油烧至七成热时，下乳鸽炸至金黄色捞出，沥油摆盘即可。

猪腰

【性味】性平，味甘、咸

【归经】归肾经

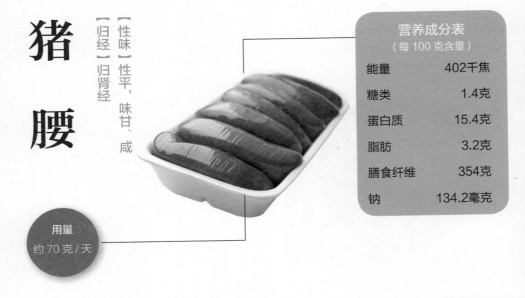

营养成分表
（每 100 克含量）

能量	402千焦
糖类	1.4克
蛋白质	15.4克
脂肪	3.2克
膳食纤维	354克
钠	134.2毫克

用量
约 70 克 / 天

养 肾 功 效

猪腰含有蛋白质、脂肪、糖类、钙、磷、铁等营养成分，具有强肾补腰、益精理气、利水等功效，对肾虚腰痛、遗精盗汗、产后虚羸、水肿有较好的食疗作用。

温 馨 提 示

为去除猪腰的臊味，猪腰切片后，可用葱姜汁泡约2小时，换两次清水，泡至腰片发白膨胀。猪腰虽然补肾作用较好，但是猪腰中胆固醇的含量较高，所以不宜多吃。糖尿病、高血压、高脂血症、心血管疾病患者应忌食。

其 他 营 养 功 效

猪腰有利尿、理气的功效。妊娠期间由于肾血流量较孕前会有所增加，从而导致肾脏负担加重，因此，孕妇可以适当吃些猪腰以滋补肾脏、预防尿潴留。猪腰对老年人出现的耳聋、耳鸣等症也有食疗作用。

搭配宜忌

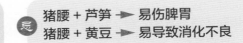

宜
猪腰 + 银耳 ➡ 滋阴补肾
猪腰 + 豆芽 ➡ 滋肾润燥

忌
猪腰 + 芦笋 ➡ 易伤脾胃
猪腰 + 黄豆 ➡ 易导致消化不良

香菜炒猪腰

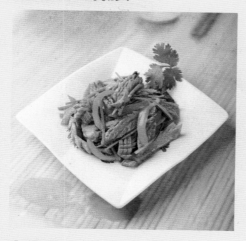

【调理功效】本品不仅健脾开胃，而且有较强的滋补作用。

【原料】猪腰270克，彩椒25克，香菜120克，姜片、蒜末各少许，盐、白糖各3克，鸡粉2克，生抽5毫升，料酒、水淀粉、食用油各适量

【制作】

1　洗净的香菜切长段，洗好的彩椒切粗丝。

2　猪腰去筋膜，切上花刀，改切条，装碗，加1克盐，少许料酒、水淀粉、食用油，腌渍10分钟。

3　用油起锅，放入姜片、蒜末，爆香，倒入猪腰、料酒，炒匀，放入彩椒，炒软，加2克盐、生抽、白糖、鸡粉、水淀粉，撒上香菜梗，炒匀，倒入香菜叶炒出香味即可。

醉腰花

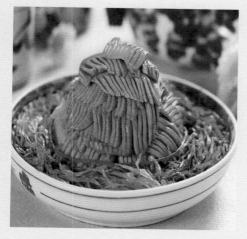

【调理功效】本品适宜有畏寒、肢冷、小便频数等肾阳虚症状的人群食用。

【原料】猪腰550克，生菜丝100克，绍酒10克，生抽5克，醋、蚝油、葱花、蒜泥各适量

【制作】

1　猪腰去腰臊，切梳子花刀，洗净。

2　将切好的猪腰放入沸水，汆至断生，捞起，用清水冲凉；将所有调味料调匀，配制成醉汁。

3　将腰花放入容器，浇入醉汁，用生菜丝围边即可。

羊肉

【性味】性热，味甘

【归经】归脾、胃、肾、心经

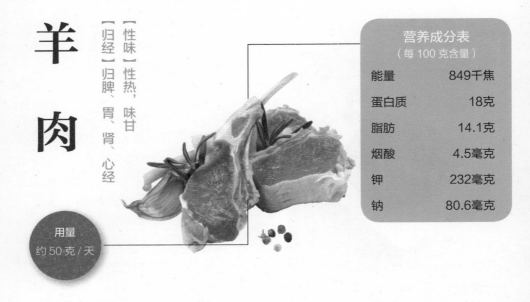

用量
约50克/天

营养成分表
（每100克含量）

能量	849千焦
蛋白质	18克
脂肪	14.1克
烟酸	4.5毫克
钾	232毫克
钠	80.6毫克

养 肾 功 效

羊肉具有补肾壮阳、补虚开胃、暖中祛寒等功效，对肾阳不足、腰膝酸软、腹中冷痛、体虚畏寒、产后气血两虚、营养不良、阳痿早泄等症有一定的食疗作用。

温 馨 提 示

买回的新鲜羊肉要及时进行冷却或冷藏，使肉温降到5℃以下，以便减少细菌污染，延长保鲜期。一般人群都可以食用羊肉，尤其适宜体虚畏寒者、中老年体质虚弱者食用。感冒发热、高血压、肝病、急性肠炎患者需忌食。

其 他 营 养 功 效

羊肉性温热，适宜冬季食用，可益气补虚、促进血液循环、增强御寒能力，起到进补和御寒的双重作用。羊肉还能增加消化酶的分泌，保护胃壁，修复胃黏膜，帮助消化。经常食用羊肉还可起到延缓衰老的作用。

搭配宜忌

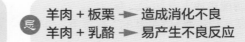

宜
羊肉 + 生姜 → 温中暖胃
羊肉 + 香菜 → 增强免疫力

忌
羊肉 + 板栗 → 造成消化不良
羊肉 + 乳酪 → 易产生不良反应

酱爆大葱羊肉

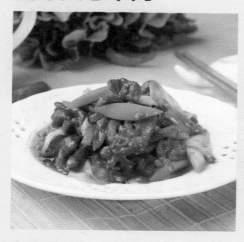

【调理功效】羊肉含有蛋白质、B族维生素、磷、铁、钙等营养成分，具有益气补血、温中暖下、补肝明目等功效。

【原料】羊肉片130克，大葱段70克，黄豆酱30克，盐、鸡粉、白胡椒粉各1克，生抽、料酒、水淀粉各5毫升，食用油适量

【制作】

1　将羊肉片装碗，加入盐、料酒、白胡椒粉、水淀粉、食用油。

2　将食材拌匀，腌渍10分钟至入味。

3　热锅注油，倒入腌好的羊肉，炒至转色。

4　倒入黄豆酱，放入大葱段，翻炒出香味。

5　加入鸡粉、生抽，大火翻炒约1分钟至入味即可。

当归生姜羊肉汤

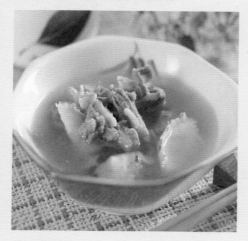

【调理功效】本品具有温补肾阳的作用。

【原料】当归90克，生姜150克，羊肉500克，盐、酱油、大蒜各适量

【制作】

1　先将羊肉洗净，切成小块，放入沸水锅内汆去血水，捞出凉凉；大蒜洗净。

2　当归、生姜用水洗净，切成大片。

3　取砂锅放入适量清水，将羊肉、当归、生姜、大蒜放入，大火烧沸后，去掉浮沫，改用小火炖至羊肉烂熟，加盐、酱油即可。

鸡蛋

【性味】性平，味甘

【归经】归心、肾、脾经

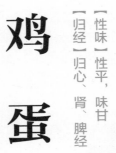

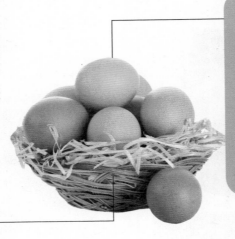

用量
1~2个/天

营养成分表
（每100克含量）

能量	577千焦
糖类	1.5克
蛋白质	12.7克
脂肪	9克
磷	176毫克
铁	2毫克

养 肾 功 效

鸡蛋营养较为全面，具有补肾、益气、养血、安神等功效，对肾虚引起的精力不足、失眠多梦、健忘、面色无光、未老先衰、动作迟缓等症状有一定的食疗作用。

温 馨 提 示

优质鲜蛋，蛋壳干净、粗糙、无光泽，壳上有一层白霜，色泽鲜明，手握蛋摇动没有响声。保存鸡蛋，宜大头向上，小头朝下，直立码放。患有高血压、高脂血症的老年人宜限量食用鸡蛋，一般每日不超过1个，这样既可补充优质蛋白质，又不影响血脂水平。

其 他 营 养 功 效

鸡蛋富含卵磷脂，对神经系统和身体发育有利，能健脑益智，改善记忆力，促进肝细胞再生，提高人体血浆蛋白量，从而增强肝脏的代谢功能和免疫功能。鸡蛋中含有较多的维生素B_2和微量元素，有助于维护皮肤健康，减轻眼睛疲劳。

搭配宜忌

宜
鸡蛋 + 韭菜 ➡ 保肝护肾
鸡蛋 + 西红柿 ➡ 防心血管疾病

忌
鸡蛋 + 柿子 ➡ 形成结石
鸡蛋 + 红薯 ➡ 易造成腹痛

蛋丝拌韭菜

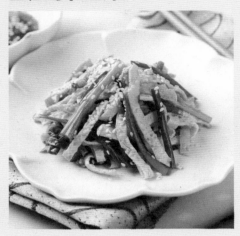

【调理功效】本品具有较好的滋阴壮阳、补虚益肾、健脑提神等功效，适用于体虚病弱、肾阳虚损等症。

【原料】韭菜80克，鸡蛋1个，生姜末、白芝麻、蒜末各少许，白糖1克，生抽、香醋、香油各5毫升，食用油适量

【制作】

1 开水锅中倒入洗净、切段的韭菜，焯至断生，捞出，备用。

2 鸡蛋打入碗中，搅散。

3 用油起锅，倒入蛋液，煎至两面微焦，盛出，放在砧板上，修齐边缘，切成丝。

4 取一碗，放入姜末、蒜末、生抽、白糖、香醋、香油，拌匀制成酱汁；另取一碗，倒入韭菜、蛋丝，拌匀，加入一部分白芝麻、酱汁，拌匀，装盘，撒上剩余白芝麻即可。

银鱼煎蛋

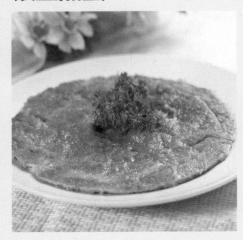

【调理功效】本品有助于补血益气、增强免疫力，适合肾病综合征患者经常食用。

【原料】银鱼150克，鸡蛋4个，盐3克，陈醋、鸡精各少许，食用油适量

【制作】

1 将银鱼用清水漂洗干净，沥干水分备用。

2 取碗将鸡蛋打散，放入备好的银鱼，调入盐、鸡精，用筷子搅拌均匀。

3 锅置火上，放入油烧至五成热，放银鱼鸡蛋煎至两面金黄，烹入陈醋即可。

鲤鱼

【性味】性平，味甘

【归经】归脾、肾、肺经

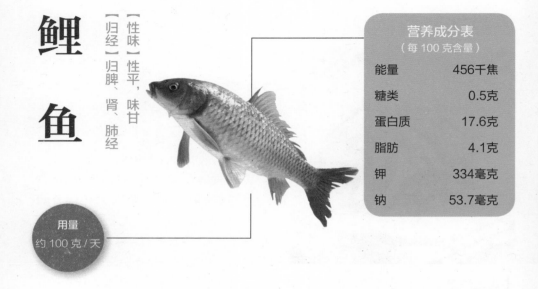

用量
约 100 克 / 天

营养成分表
（每 100 克含量）

能量	456千焦
糖类	0.5克
蛋白质	17.6克
脂肪	4.1克
钾	334毫克
钠	53.7毫克

养 肾 功 效

鲤鱼有滋补脾胃、利水消肿、通乳、清热解毒、止嗽下气等功效，适宜营养不良性水肿、肾炎水肿、妊娠水肿患者食用。年老体弱、肾气衰退而致小便不利者可常食。

温 馨 提 示

鲤鱼体呈纺锤形、青黄色，品质好的鱼一般游在水的下层。选购鲤鱼时，以体质健壮，鳞片、鳍条完整，无疾病，无外伤者为佳。另外，鲤鱼不可多吃，以免生热动风，变生诸病，影响身体健康。

其 他 营 养 功 效

鲤鱼中含有丰富的镁，有利于保护心血管；鲤鱼的脂肪多为不饱和脂肪酸，其具有良好的降低胆固醇的作用，长期食用，不仅能丰富营养，维护健康，还能防治冠心病。除此之外，鲤鱼还富含矿物质，可预防骨质疏松。

搭配宜忌

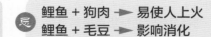

宜　鲤鱼 + 豆腐 ➜ 补充钙质
　　鲤鱼 + 黄瓜 ➜ 补气养血

忌　鲤鱼 + 狗肉 ➜ 易使人上火
　　鲤鱼 + 毛豆 ➜ 影响消化

豉油蒸鲤鱼

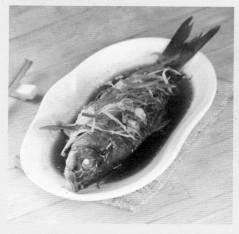

【原料】净鲤鱼300克，姜片20克，葱条15克，彩椒丝、姜丝、葱丝各少许，盐3克，胡椒粉2克，蒸鱼豉油15毫升，食用油少许

【制作】

1 取蒸盘，摆上洗净的葱条、处理好的鲤鱼、姜片，撒上盐，腌渍片刻。

2 蒸锅中注入适量清水烧开，放入蒸盘，蒸至食材熟透。

3 取出蒸好的鲤鱼，拣出姜片、葱条，放上姜丝、彩椒丝、葱丝，撒上胡椒粉。

4 浇上热油，最后淋入蒸鱼豉油。

【调理功效】鲤鱼中含有丰富的优质蛋白质和不饱和脂肪酸，可作为肾病和心脑血管疾病患者滋补调养之用。

陈皮赤豆鲤鱼汤

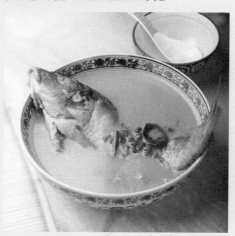

【原料】净鲤鱼肉350克，赤豆60克，姜片、葱段、陈皮各少许，盐、鸡粉各2克，料酒4毫升，食用油适量

【制作】

1 用油起锅，放入洗净的鲤鱼，煎至断生，撒上姜片，爆香。

2 倒入开水，放入赤豆、葱段、料酒、陈皮，拌匀；盖上盖，烧开后用小火煮约25分钟。

3 揭盖，撇去浮沫，加入盐、鸡粉，拌匀调味。

【调理功效】赤豆和鲤鱼均有较好的利水作用，可健脾利水、降压利尿、开胃消食，适合慢性肾炎水肿患者食用。

鳝鱼

【性味】性温，味甘

【归经】归肝、脾、肾经

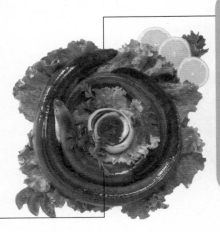

用量
约 100 克 / 天

营养成分表
（每 100 克含量）

能量	372千焦
糖类	1.2克
蛋白质	18克
脂肪	1.4克
钾	263毫克
钠	70.2毫克

养 肾 功 效

鳝鱼具有补肝肾、益气血、补虚损、除风湿、强筋骨等功效，适用于气血不足、体虚羸弱、产后恶露不尽、痔疮出血、风寒湿痹、腰脚无力等症。

温 馨 提 示

鳝鱼含有组胺酸，死后会发生变化，易产生有毒物质，所以吃鳝鱼最好现杀现烹，死过半天以上的鳝鱼不要食用，以免影响人体健康。鳝鱼不宜食用过量，否则不易消化，而且还可能引发旧症。

其 他 营 养 功 效

鳝鱼中含有丰富的DHA和卵磷脂，有补脑的功效。卵磷脂还可以促进肝细胞的活化和再生，增强肝功能。鳝鱼中含有的鳝鱼素能降低血糖，对糖尿病有较好的辅助治疗作用。鳝鱼中的维生素A还能增强视力。

搭配宜忌

宜
鳝鱼 + 青椒 ➡ 调节血糖
鳝鱼 + 金针菇 ➡ 补中益血

忌
鳝鱼 + 南瓜 ➡ 影响营养的吸收
鳝鱼 + 菠菜 ➡ 易导致腹痛

翠衣炒鳝片

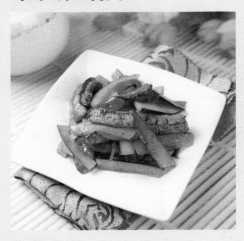

【调理功效】本品具有清热平肝、利尿降压、强筋健骨等功效，适宜肾病、糖尿病等患者食用。

【原料】鳝鱼150克，西瓜片200克，蒜片、姜片、葱段、红椒圈各少许，生抽5毫升，料酒8毫升，盐、鸡粉各2克，食用油适量

【制作】

1　备好的西瓜片切成薄片；处理好的鳝鱼用刀斩断筋骨，切成段。

2　热锅注油，倒入蒜片、姜片、葱段，爆香。

3　倒入少许西瓜片、鳝鱼，炒匀，淋入4毫升料酒。

4　倒入红椒圈、剩余西瓜片，快速炒匀，加入生抽、鸡粉、盐、4毫升料酒，快速翻炒片刻，使食材熟透、入味即可。

茶树菇炒鳝丝

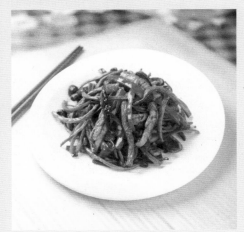

【调理功效】本品有补气养血、健脾温阳、滋补肝肾、防癌抗癌的作用，对男性阳痿早泄、养精护肾有一定的帮助。

【原料】鳝鱼200克，青椒、红椒各10克，茶树菇20克，姜片、葱花各少许，盐、鸡粉各2克，生抽、料酒各5毫升，水淀粉、食用油各适量

【制作】

1　洗净的红椒、青椒去子切条，鳝鱼切条。

2　用油起锅，放入鳝鱼条、姜片、葱花，炒匀，加入2毫升料酒、青椒条、红椒条、茶树菇，炒约2分钟。

3　加入盐、生抽、鸡粉、3毫升料酒，炒匀，再用水淀粉勾芡即可。

鲈鱼

【性味】性平，味甘

【归经】归肝、脾、肾经

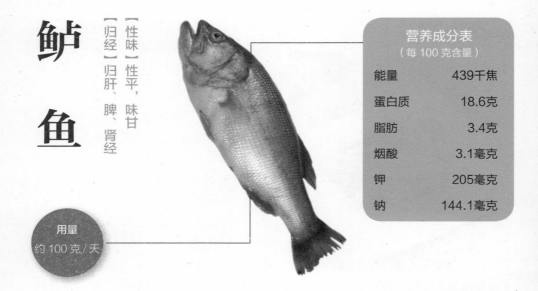

营养成分表	
（每100克含量）	
能量	439千焦
蛋白质	18.6克
脂肪	3.4克
烟酸	3.1毫克
钾	205毫克
钠	144.1毫克

用量
约100克/天

养 肾 功 效

鲈鱼富含优质蛋白质、维生素A、B族维生素以及多种矿物质，具有补肝肾、益脾胃、强筋骨等功效，对肾炎水肿、肝肾不足的人有很好的补益作用。

温 馨 提 示

鲈鱼肉质白嫩，没有腥味，肉为蒜瓣形，适宜清蒸、红烧或炖汤，而且易于消化吸收，适宜贫血头晕、妊娠水肿、胎动不安者和肾病患者及体质虚弱者用来调养身体。但患有皮肤病、体生疮肿者忌食鲈鱼。

其 他 营 养 功 效

鲈鱼中含有丰富的优质蛋白质，为体虚者获取蛋白质的优质来源。鲈鱼血中还含有铜元素，铜对于血液、大脑及神经系统、免疫系统、骨骼及内脏发育和功能维持起着重要作用。鲈鱼肉所含脂肪多为不饱和脂肪酸，是构成脑和神经细胞的主要成分。

搭配宜忌

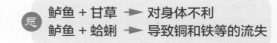

宜 鲈鱼 + 生姜 ➤ 补虚养身
鲈鱼 + 胡萝卜 ➤ 延缓衰老

忌 鲈鱼 + 甘草 ➤ 对身体不利
鲈鱼 + 蛤蜊 ➤ 导致铜和铁等的流失

豆腐烧鲈鱼

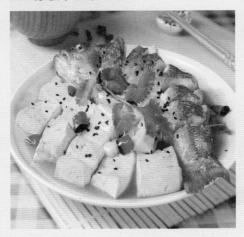

【调理功效】本品是体虚者的滋补佳品，常食还能滋阴补肾，对慢性肾炎、慢性肠炎均有一定的食疗作用。

【原料】豆腐200克，鲈鱼700克，干辣椒10克，黑芝麻5克，香菜、蒜片、姜片、葱段各少许，盐3克，水淀粉、生抽、料酒各6毫升，食用油适量

【制作】

1　洗净的豆腐切成块；处理好的鲈鱼切段，但不能断开。

2　热锅注油烧热，倒入鲈鱼，煎制片刻，倒入干辣椒、姜片、葱段、蒜片爆香，倒入料酒、生抽、清水，加入豆腐，小火焖5分钟至食材熟透；加盐调味，倒入水淀粉，搅匀勾芡，将煮好的鱼盛入盘中，撒上黑芝麻，点缀上香菜即可。

醋焖鲈鱼

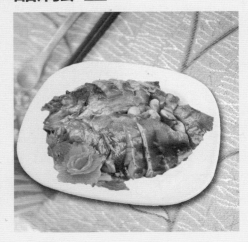

【调理功效】本品有宣肺养心、益气补血、利肾健脾的作用，适合肾脏肿瘤患者食用。

【原料】鲈鱼1条，盐4克，醋、酱油、水淀粉、白糖、老抽、姜末、蒜末各适量

【制作】

1　鲈鱼去鳞、去鳃、去除内脏后洗净。

2　锅内加水烧开，将鱼放入，加盐、蒜，用小火焖约8分钟后，捞起装盘撒上姜末。

3　锅上火加老抽、醋、酱油、白糖炒溶，加少许水烧开，加水淀粉勾芡，将芡汁淋在鱼上即可。

虾

〔性味〕性温，味甘、咸

〔归经〕归肝、肾、胃经

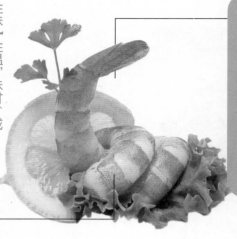

用量
约 100 克 / 天

营养成分表	
（每 100 克含量）	
能量	423千焦
糖类	3.9克
蛋白质	18.2克
脂肪	1.4克
钠	172毫克
锌	1.2毫克

养 肾 功 效

虾具有补肾壮阳、养血固精、化痰开胃、抗早衰等功效，适用于肾气虚弱、肾阳不足引起的腰酸脚软、精神不振、阳痿、男性不育等病症。

温 馨 提 示

新鲜的虾体形完整，大小适中，体表呈青色或青白色，有光泽，虾壳不易翻开，头体紧紧相连。保存鲜虾，可用沸水汆至断生，放凉后放入冰箱中，这样可使虾的红色固定，鲜味保存更久。

其 他 营 养 功 效

虾中含有丰富的钙和锌，是补钙和补锌的佳品。虾中还含有丰富的镁元素，镁对心脏活动有重要的调节作用，能很好地保护心血管系统，预防动脉硬化及心血管疾病。虾的通乳作用较强，且富含钙、磷，对孕妇有补益功效。

搭配宜忌

宜 虾 + 韭菜花 → 治夜盲、干眼
虾 + 白菜 → 增强免疫力

忌 虾 + 南瓜 → 易引发痢疾
虾 + 木瓜 → 易引起腹痛、头晕

海虾干贝粥

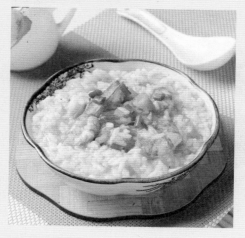

【原料】 水发大米300克，基围虾200克，水发干贝50克，葱花少许，盐2克，鸡粉3克，胡椒粉、食用油各适量

【制作】

1　洗净的虾切去头部，背部切上一刀。

2　砂锅中注入适量清水，倒入大米、干贝，搅拌均匀；加盖，大火煮开转小火煮20分钟至熟；揭盖，倒入虾，稍煮片刻至虾转色。

5　加食用油、盐、鸡粉、胡椒粉，拌匀调味，盛出装碗，撒上葱花。

【调理功效】 本品口感软糯易消化，有滋补肝肾的功效，适宜脾胃虚弱、营养不良的肾病患者食用。

黄金马蹄虾球

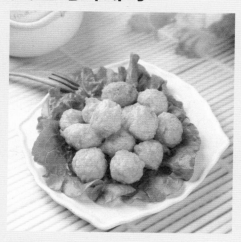

【原料】 去皮马蹄250克，虾仁400克，蛋清35克，生菜叶20克，盐、鸡粉各1克，淀粉3克，食用油适量

【制作】

1　马蹄切成丁；虾仁用刀按压成泥，装碗，放入马蹄丁，拌匀。

2　加入蛋清、盐、鸡粉、淀粉、少许食用油，拌匀，制成肉馅。

3　热锅注油烧热，将虾肉馅捏成数个虾球放入其中，炸至金黄，捞出。

4　取一盘，摆放上生菜叶和虾球即可。

【调理功效】 本品具有补肾壮阳、养血固精、滋阴润燥、强身健体等功效，常食还能通便排毒、美容养颜。

海参

【性味】性平，味甘、咸

【归经】归肝、肾经

用量
50～80克/天

营养成分表
（每100克含量）

能量	105千焦
蛋白质	6克
脂肪	0.1克
烟酸	0.3毫克
钙	240毫克
钾	41毫克

养 肾 功 效

海参具有补肾益精、除湿壮阳、养血润燥、通便利尿、养颜乌发等作用，为肾阴肾阳双补之佳品。对虚劳羸弱、气血不足、营养不良、肾虚阳痿遗精、小便频数等症有食疗功效。

温 馨 提 示

选购水发海参时，以体肥实满、个大体重、外形短胖、体表无残痕、富有弹性、刀口向外翻、腹中无泥沙者为佳。如果海参发出咸味，肉质失去韧性，触手黏腻，则不宜选购。急性肠炎、菌痢、感冒、咳痰、气喘以及大便溏薄患者应忌食。

其 他 营 养 功 效

海参中含有硫酸软骨素，有助于人体生长发育，能够延缓肌肉衰老，增强机体免疫力；海参所含的锌、酸性黏多糖、海参素等活性物质，有延缓性腺衰老的功效。海参中富含微量元素钒，可以参与血液中铁的运输，增强造血能力。

搭配宜忌

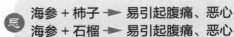

宜　海参＋黑木耳 ➡ 滋阴养血
　　海参＋豆腐 ➡ 健脑益智

忌　海参＋柿子 ➡ 易引起腹痛、恶心
　　海参＋石榴 ➡ 易引起腹痛、恶心

海参粥

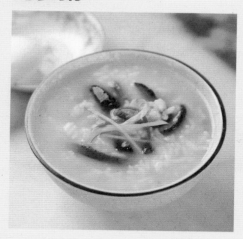

【调理功效】粳米有健脾养胃的作用，搭配海参成粥，可补肾益精、养血润燥，适宜精血不足、须发早白者食用。

【原料】海参300克，粳米250克，姜丝3克，盐、鸡粉各2克，香油少许

【制作】

1　开水锅中放入切好的海参丝，氽片刻，去除腥味，捞出待用。

2　砂锅中注清水烧热，倒入洗好的粳米，拌匀。

3　盖上盖，煮约40分钟至粳米熟软。

4　揭盖，加入盐、鸡粉，拌匀。

5　倒入氽好的海参，放入姜丝，拌匀，续煮10分钟至食材入味。

6　淋入香油，拌匀即可。

葱爆海参

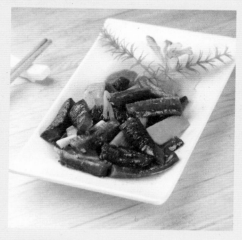

【调理功效】本品葱香味醇，营养丰富，可滋肺补肾、益精壮阳，适用于肾阴虚引起的阳痿、遗精等症。

【原料】海参300克，葱段50克，姜片40克，高汤200毫升，盐、鸡粉各3克，白糖2克，蚝油5克，料酒4毫升，生抽6毫升，水淀粉、食用油各适量

【制作】

1　开水锅中加入1克盐、1克鸡粉，倒入切好的海参条，氽片刻，捞出待用。

2　用油起锅，放入姜片、部分葱段，爆香，倒入海参、料酒、高汤、蚝油、生抽、2克盐、2克鸡粉、白糖，炒匀，转大火收汁。

3　撒上剩余葱段，再用水淀粉勾芡即可。

干贝

【性味】性平，味甘、咸

【归经】归脾经

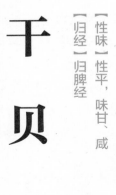

用量
50～100 克 / 天

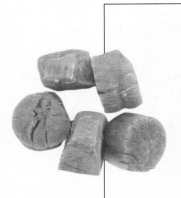

营养成分表
（每 100 克含量）

能量	1104千焦
糖类	5.1克
蛋白质	55.6克
脂肪	2.4克
钾	969毫克
钠	306.4毫克

养 肾 功 效

干贝为滋阴补肾之佳品，对头晕目眩、咽干口渴、虚劳咯血、精力不足等病症有食疗作用。常食还能改善由肾虚引起的水肿、记忆力下降、头晕目眩等不适症状。

温 馨 提 示

干贝为扇贝的干制品，选购时应注意，品质好的干贝色泽浅黄，颗粒饱满，手感干燥，而且略有光泽。干贝一般用来煲汤或煮粥，如做菜，需提前用温水或黄酒浸泡。保存干贝应注意防潮，防热，防日光照射，防虫咬。

其 他 营 养 功 效

干贝含有蛋白质、脂肪、糖类、维生素A、钙、钾、铁、镁、硒等营养成分，有防癌抗癌的作用。常食干贝还有助于降低血压、降低胆固醇，对高脂血症、动脉硬化、冠心病患者有益。

搭配宜忌

宜
干贝 + 瓠瓜 ➡ 滋阴润燥
干贝 + 猪瘦肉 ➡ 益气补虚

忌
干贝 + 香肠 ➡ 易生成有害物质
干贝 + 啤酒 ➡ 易引发痛风、恶心

干贝冬瓜芡实汤

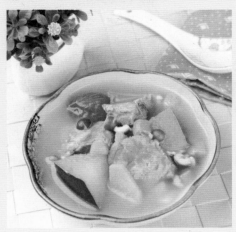

【调理功效】冬瓜能清热解毒、利水除烦，芡实有保肝护肾、健脾止泻的作用，本品适合肾病患者滋补身体之用。

【原料】冬瓜125克，排骨块240克，水发芡实80克，水发干贝30克，蜜枣3个，姜片少许，盐2克

【制作】

1 洗净的冬瓜切块。

2 锅中注清水烧开，倒入洗净的排骨块，余片刻，捞出，装盘待用。

3 砂锅中注入适量清水，倒入排骨块、芡实、蜜枣、干贝、姜片，拌匀，大火煮开后转小火煮30分钟至熟，放入冬瓜块，拌匀，续煮30分钟至冬瓜熟。

4 揭盖，加入盐，拌至入味，关火后盛入盘中即可。

油菜虾仁烧干贝

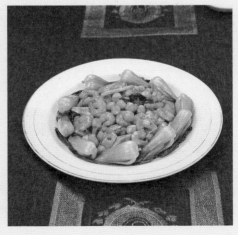

【调理功效】本品能改善由肾虚引起的水肿、头晕目眩等不适症状。

【原料】冬油菜200克，虾仁、干贝各100克，木耳50克，盐3克，辣椒油、姜片、醋、食用油各适量

【制作】

1 油菜洗净后焯水，沥干后摆盘；虾仁洗净；干贝、木耳泡发洗净。

2 起油锅，入木耳、姜片翻炒片刻，倒入虾仁、干贝，加辣椒油、醋和适量开水，焖熟。

3 大火收汁，调入盐，装盘即可。

牡蛎

【性味】性微寒，味咸

【归经】归肝、胆、肾经

用量
约50克/天

营养成分表
（每100克含量）

能量	305千焦
糖类	8.2克
蛋白质	5.3克
脂肪	2.1克
钙	131毫克
锌	9.39毫克

养 肾 功 效

牡蛎也叫蚝，其富含锌。锌对男性生殖系统的发育以及性功能的完善都至关重要，适当食用可以补肾强精、强身健体；锌还能提高人体免疫力，有助于肾病患者调养身体。

温 馨 提 示

优质的鲜牡蛎体大肥实，个体均匀，肉色青白、质地柔软细嫩。另外，若煮熟后，壳稍微打开者，则为鲜活牡蛎；若壳紧闭则不新鲜，不宜食用。生牡蛎中含有大量的微生物，不要食用。

其 他 营 养 功 效

牡蛎中富含的牛磺酸具有保肝利胆的作用；盛夏时节，牡蛎中的肝糖原含量特别丰富，可作为人体体力或精力不足时的补充剂。

搭配宜忌

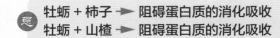

宜　牡蛎 + 百合 ➡ 滋阴润肺
　　牡蛎 + 发菜 ➡ 缓解便秘

忌　牡蛎 + 柿子 ➡ 阻碍蛋白质的消化吸收
　　牡蛎 + 山楂 ➡ 阻碍蛋白质的消化吸收

姜葱牡蛎

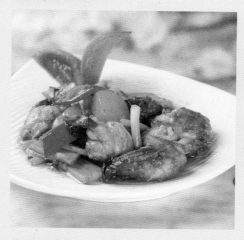

【调理功效】本品具有滋阴补肾、强身益精、增进食欲等功效，肾阴虚、腰膝酸软无力、食欲不佳、失眠者可常食。

【原料】牡蛎肉180克，彩椒片、红椒片各35克，姜片30克，蒜末、葱段少许，盐、白糖各3克，生粉10克，老抽、料酒、生抽、水淀粉、食用油各适量

【制作】

1 开水锅中放入处理好的牡蛎肉，略煮片刻，捞出沥干，装入碗中，加2克盐，拌匀，再滚上生粉，腌渍片刻。

3 热锅注油烧热，放入腌好的牡蛎肉，炸至微黄色，捞出待用。

4 锅底留油，倒入备好的姜片、蒜末、红椒片、彩椒片，用大火爆香，放入牡蛎肉、葱段、料酒、老抽、生抽、1克盐、白糖，快速翻炒匀，倒入水淀粉翻炒片刻即可。

牡蛎豆腐羹

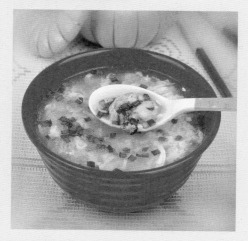

【调理功效】适量食用本品可以补肾强精、强身健体。

【原料】生牛大力15克，牡蛎肉150克，豆腐100克，韭菜50克，盐、香油各少许，葱段、高汤、食用油各适量

【制作】

1 将牡蛎肉洗净，豆腐洗净切细丝，韭菜切末，牛大力洗净。

2 油起锅，将葱爆香，倒入高汤，下入牡蛎肉、豆腐丝、牛大力，调入盐。

3 下入韭菜末，淋入香油。

淡菜

【性味】性温，味甘、咸

【归经】归脾、肾经

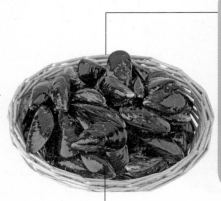

营养成分表	
（每 100 克含量）	
能量	1485千焦
糖类	10.1克
蛋白质	47.8克
脂肪	9.3克
钾	264毫克
锌	6.71毫克

用量
约 50 克 / 天

养 肾 功 效

淡菜具有补肝肾、益精血、助肾阳、消瘿瘤之功效，为补肾益精之佳品，可用于肾虚引起的虚劳羸弱、眩晕、盗汗、阳痿、腰痛、小便余沥等症。

温 馨 提 示

淡菜除了有补肾益精的功效之外，常食还可使血压、血脂下降，延缓动脉硬化病情的发展，可用于高血压、动脉硬化的辅助治疗。淡菜可沉积金属铬、铅等有害物质，所以被污染的淡菜不能食用。

其 他 营 养 功 效

淡菜中含有丰富的蛋白质、不饱和脂肪酸、B族维生素、钙、磷、铁、锌等营养成分，对促进新陈代谢，保证大脑和身体的营养供给具有积极的作用；淡菜中还含有一种具有降低胆固醇作用的成分，适量食用可以降低体内胆固醇含量。

搭配宜忌

宜

淡菜 + 韭菜 ➡ 滋补肝肾
淡菜 + 甲鱼 ➡ 滋阴养肾

忌

淡菜 + 啤酒 ➡ 易造成身体不适
淡菜 + 西红柿 ➡ 易造成身体不适

淡菜粥

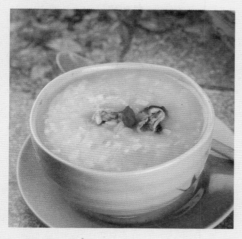

【原料】水发大米140克，水发淡菜70克，竹笋80克，盐2克

【制作】

1　洗净的竹笋切成粒，备用。

2　砂锅中注入适量的清水烧热，倒入洗净的淡菜，搅拌。

3　放入大米、竹笋，搅拌均匀。

4　盖上盖子，烧开后用小火煮约30分钟至食材熟透。

5　揭开盖，加入盐，拌匀调味，关火后盛出即可。

【调理功效】本品不仅有较好的补五脏、益肾亏功效，而且还能健脾、通肠胃，是肾病患者滋补身体的佳肴。

淡菜萝卜豆腐汤

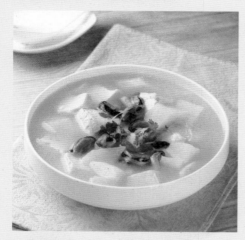

【原料】豆腐200克，白萝卜180克，水发淡菜100克，香菜、枸杞、姜丝各少许，盐、鸡粉各2克，料酒4毫升，食用油少许

【制作】

1　白萝卜去皮切小丁，豆腐切小方块。

2　砂锅中注清水烧开，放入淡菜、萝卜、姜丝、料酒，煮约20分钟，放入枸杞、豆腐，拌匀。

3　加入盐、鸡粉，搅匀调味，续煮约5分钟，淋入少许食用油，拌匀，续煮片刻。

4　盛出装碗，撒上切好的香菜即可。

【调理功效】本品具有健脾益气、滋阴润燥、补肾益精、降压降脂等功效，适合高血压肾病、糖尿病肾病患者食用。

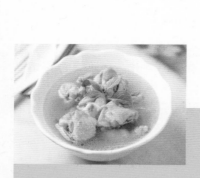

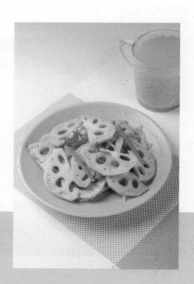

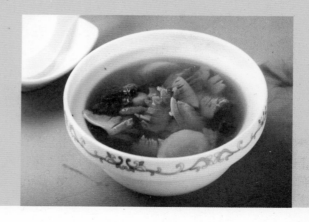

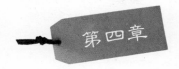
第四章

选对 21 种补肾中药材

本着对症治疗的原则，本章精选了 21 种对肾病患者有益的中药材，详细介绍了每种中药材的性味归经、养肾功效、食用禁忌、最佳搭配，并针对每种中药材精心挑选了相应的药膳，寓医于食，让广大患者远离疾病的困扰。

黄精

【性味】性平，味甘

【归经】归脾、肺、肾经

养 肾 功 效

黄精有益气养阴、益肾的功效，肾病患者食用黄精可滋补肾阴，提高人体免疫力，对肾病患者身体恢复有一定的作用。

食 用 禁 忌

脾胃虚寒、食欲不振者忌服。

最 佳 搭 配

√ 黄精+鹿肉 ▶ 强身健体、补肾壮阳
√ 黄精+鸡肉 ▶ 养血补气、润发黑发

【原料】乳鸽700克，海参150克，枸杞5克，黄精10克，盐3克，料酒10毫升

【制作】

1　洗净的海参去掉内脏，切去头尾，再对半切开。

2　锅中注清水烧开，放入乳鸽，略煮一会儿，汆去血水。

3　捞出汆好的乳鸽，装盘待用。

4　砂锅中注清水，放入黄精、枸杞、乳鸽，加入切好的海参。

5　加入料酒，拌匀，盖上盖，用大火煮开后转小火炖1小时。

6　揭盖，加入盐，拌匀；关火后盛出煮好的汤，装入碗中即可。

黄精海参炖乳鸽

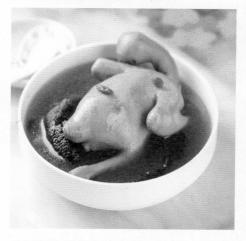

【调理功效】本品有滋肾润脾、补脾益气的功效，适用于肾虚精亏所致头晕、腰膝酸软、须发早白及消渴等症。

枸杞子

【性味】性平，味甘

【归经】归肝、肾、肺经

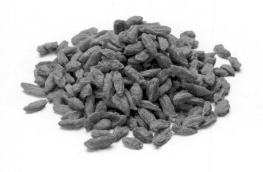

养肾功效

枸杞子含有胡萝卜素、甜菜碱、维生素C和钙、铁等，有滋补肾阴、益精明目、养血、增强人体免疫力的功效，对肾病患者腰膝酸痛、眩晕耳鸣、阳痿遗精、内热消渴、目昏不明有较好的作用。

食用禁忌

①脾虚泄泻者和感冒发热患者忌食。
②气滞痰多的人不宜食用。

最佳搭配

√ 枸杞子+菊花 ▶ 滋阴补肾，疏风清肝
√ 枸杞子+鹌鹑 ▶ 补肝肾、健脾胃

【原料】羊肉片300克，枸杞子5克，姜片、葱段各少许，盐、鸡粉各2克，生抽3毫升，料酒10毫升

【制作】

1 锅中注入适量清水，用大火烧开。

2 倒入羊肉，淋入5毫升料酒，汆去杂质，捞出。

3 砂锅中注清水烧热，倒入羊肉、姜片、葱段，淋入5毫升料酒。

4 盖上锅盖，烧开后转中火煮约35分钟。

5 揭盖，倒入枸杞子，加入盐、鸡粉、生抽，拌匀，盖上盖，续煮10分钟即可。

枸杞羊肉汤

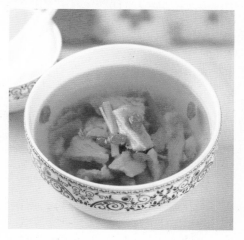

【调理功效】枸杞子是滋补养人的上品，可治疗肝血不足、肾阴亏虚引起的视物昏花和夜盲症。

女贞子

【性味】性凉，味甘、苦

【归经】归肝、肾经

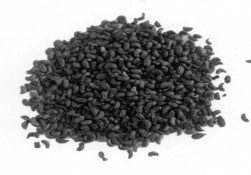

养肾功效

女贞子具有滋补肾阴、强健腰膝的功效，可用于治疗肾病患者阴虚内热、头晕目花、耳鸣、腰膝酸软、须发早白等症状。

食用禁忌

①脾胃虚寒泄泻者忌服。

②阳虚者忌食。

最佳搭配

√ 女贞子+猪瘦肉 ▶ 补肾黑发

√ 女贞子+桂圆 ▶ 能补肝肾、益心脾

√ 女贞子+枸杞子、菊花 ▶ 养肝明目

【原料】菟丝子、女贞子各8克，枸杞10克，瘦肉300克，料酒8毫升，盐、鸡粉各2克

【制作】

1 瘦肉切条，改切成丁。

2 砂锅注入适量清水，用大火烧开，放入处理好的菟丝子、女贞子和枸杞，倒入瘦肉丁，搅散开，淋入料酒，拌匀。

3 盖上盖，烧开后小火炖40分钟至熟。

4 揭开盖子，放入盐、鸡粉，用锅勺拌匀调味。

菟丝子女贞子瘦肉汤

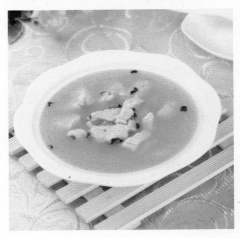

【调理功效】本品对缓解肾炎患者出现的肾功能衰退有利，同时能提高身体的免疫功能，适合狼疮肾炎患者食用。

冬虫夏草

【性味】性温，味甘

【归经】归肺、肾经

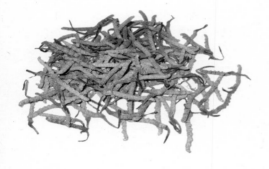

养 肾 功 效

冬虫夏草有止血化瘀、补肺润肺、滋补肾阴的功效，可以迅速消除肾病蛋白尿、水肿、高血压症状，升高血清蛋白、改善贫血、全身瘙痒等症状。

食 用 禁 忌

①有表邪者不宜食用。

②服用冬虫夏草时不宜食用萝卜。

最 佳 搭 配

✓冬虫夏草+胡萝卜 ▶ 补虚润脏、养颜益肝

✓冬虫夏草+鸭肉 ▶ 可用于虚劳咳喘、自汗盗汗等症

【原料】枸杞子8克，冬虫夏草2根，水发大米180克，冰糖20克

【制作】

1 砂锅中注入适量清水，用大火烧开，倒入洗好的大米。

2 放入洗好的枸杞子、冬虫夏草。

3 盖上盖，烧开后用小火煮30分钟，至食材熟透。

4 揭开盖，放入冰糖，搅拌匀，煮至冰糖溶化。

5 关火后把煮好的粥盛出，装入碗中即可。

枸杞虫草粥

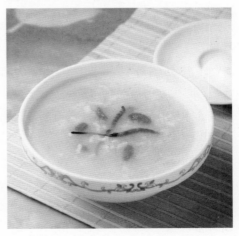

【调理功效】冬虫夏草既是名贵的中药材，又是珍贵的滋补品，具有防治神经衰弱、肾虚阳痿、遗精功效。

180

玉竹

【性味】性平，味甘

【归经】归肺、胃经

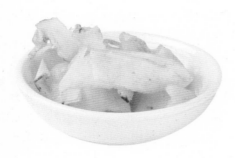

养 肾 功 效

玉竹补而不腻，不寒不燥，有补益五脏、滋养气血、平补而润、兼除风热的功效，适宜体质虚弱、有贫血症状的肾病患者食用，起滋补肾阴的作用。

食 用 禁 忌

①胃有痰湿气滞者忌服。
②脾虚便溏者慎服。

最 佳 搭 配

✓玉竹+葳蕤 ▶ 治发热口干
✓玉竹+芭蕉 ▶ 可用于小便不畅、疼痛的食疗方

【原料】莲藕270克，胡萝卜80克，玉竹10克，姜丝、葱丝各少许，盐、鸡粉各2克，水淀粉、食用油各适量

【制作】

1 玉竹切细丝；胡萝卜去皮，切细丝；莲藕去皮，切薄片。

2 开水锅中倒入藕片，煮至断生，捞出待用。

3 用油起锅，倒入姜丝、葱丝，爆香。

4 放入玉竹丝、胡萝卜丝，炒匀炒透，倒入焯好的藕片，炒匀。

5 加入盐、鸡粉、水淀粉，炒匀调味，关火后盛出即可。

玉竹炒藕片

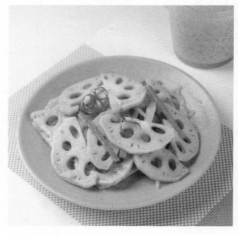

【调理功效】玉竹有生津止渴、滋阴润燥、降压降糖等功效，搭配莲藕、胡萝卜食用，功效更佳。

麦冬

【性味】性微寒，味甘、微苦

【归经】归心、肺、胃经

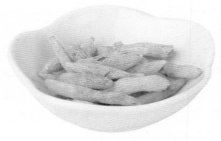

养 肾 功 效

麦冬含β-谷甾醇、氨基酸、多量葡萄糖及葡萄糖苷，能提高免疫功能。肾病患者食用麦冬能提高自身的免疫功能，有利于肾病的恢复，起滋补肾阴的功效。

食 用 禁 忌

①脾胃虚寒、胃有痰饮湿浊及暴感风寒咳嗽者均忌服。

②麦冬不能与鲫鱼、木耳一同食用。

最 佳 搭 配

☑麦冬+天冬+鲜竹叶+百合 ▶ 可用于百日咳食疗方

☑麦冬+石斛+玉竹+生地 ▶ 可治疗阴虚内热、津少口渴

【原料】冬瓜500克，排骨段300克，麦冬20克，姜片、葱花、盐各少许，鸡粉2克，料酒10毫升

【制作】

1　将洗净去皮的冬瓜切小块。

2　锅中注清水烧开，倒入排骨段，搅拌匀，煮至沸腾，淋入5毫升料酒，氽去血水，捞出。

3　砂锅中注清水烧开，放入麦冬、姜片、氽好的排骨段，淋入5毫升料酒，拌匀提味。

4　烧开后用小火煲煮约40分钟，至食材熟软，揭盖，倒入冬瓜块，续煮约20分钟，加鸡粉、盐，调味，撒上葱花即成。

麦冬冬瓜排骨汤

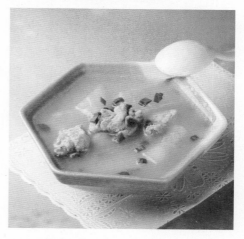

【调理功效】冬瓜有清热解毒、利水消痰、除烦止渴、祛湿解暑等功效，适宜肾病、水肿等患者食用。

菟丝子

【性味】性平，味辛、甘

【归经】归肾、肝、脾经

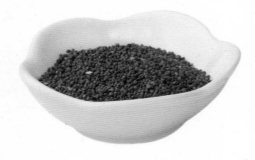

养 肾 功 效

菟丝子具有滋补肝肾、固精缩尿的效果，可用于腰膝酸软、脾肾虚泻等症；也可提高免疫力，降低血压。对肾病患者来说，菟丝子可补益肾气，对身体的恢复有一定作用。

食 用 禁 忌

①脾虚火旺、阳强不痿及大便燥结者忌用。

②孕妇慎用。

最 佳 搭 配

✔菟丝子+红糖 ▶ 可用于早泻、精液量不足、腰膝酸软等症

✔菟丝子+粳米 ▶ 补虚损，益脾胃

【原料】水发大米150克，菟丝子12克，白糖适量

【制作】

1 砂锅中注清水烧热，倒入菟丝子。

2 盖上盖，用小火煮约30分钟，至其析出有效成分。

3 揭盖，捞出药材，倒入大米，搅拌匀。

4 盖上盖，烧开后用小火煮约40分钟，至大米熟透。

5 揭盖，加入白糖，拌匀，煮至白糖溶化。

6 关火后盛出煮好的米粥，装入碗中即可。

菟丝子粥

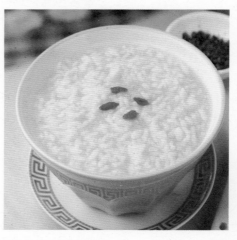

【调理功效】菟丝子有补肝肾、益精髓、明目的功效，适用于遗精、消渴、目暗等症。

杜仲

【性味】性温，味甘、微辛

【归经】归肝、肾经

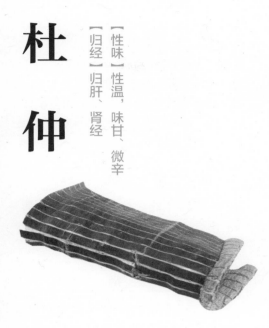

养 肾 功 效

杜仲有补益肾气、坚筋骨的功效，其中含有的杜仲绿原酸有兴奋垂体、肾上腺皮质系统，持续增强肾上腺皮质功能的作用，可以助阳补肾，适宜肾病患者食用。

食 用 禁 忌

阴虚火旺者忌服。

最 佳 搭 配

▽ 杜仲+兔肉 ▶ 补肾益精，养血乌发

▽ 杜仲+乌鸡 ▶ 补虚损、强筋骨、调经止带

【原料】猪腰300克，姜片20克，锁阳7克，杜仲5克，盐2克，料酒6毫升

【制作】

1 将洗净的猪腰对半切开，去除筋膜，切上花刀，改切成小片备用。

2 砂锅中注清水烧开，放入洗净的杜仲、锁阳，撒上姜片，倒入猪腰片，搅拌匀，淋入料酒。

3 盖上锅盖，煮沸后用小火煮约30分钟，至全部食材熟透。

4 揭盖，加入盐，拌匀调味。

5 转中火续煮片刻，至汤汁入味；关火后盛出煮好的猪腰汤，装入汤碗中即可。

锁阳杜仲猪腰汤

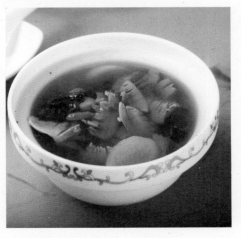

【调理功效】猪腰为补肾之佳品，搭配杜仲、锁阳两味药材煮汤，具有强腰益气、养阴补肾的作用。

核桃仁

【性味】性温，味甘

【归经】归肾、肺、大肠经

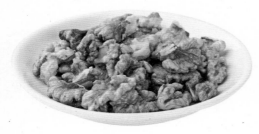

养 肾 功 效

核桃仁有温补肺肾、定喘润肠的功效，是"滋补肝肾、强健筋骨之要药"，可用于治疗由于肝肾亏虚引起的腰腿酸软、筋骨疼痛、牙齿松动、须发早白，有补益肾气的作用。

食 用 禁 忌

腹泻、阴虚火旺、痰热咳嗽、便溏腹泻、素有内热及痰湿重者均不宜服用核桃仁。

最 佳 搭 配

√核桃仁+五味子 ▶ 防治肾虚耳鸣
√核桃仁+大米 ▶ 可用于脾肾阳虚哮喘食疗方

【原料】马蹄肉200克，玉米粒90克，核桃仁50克，彩椒35克，葱段少许，白糖4克，盐2克，水淀粉、食用油各适量

【制作】

1 洗净的马蹄肉切成小块，彩椒切成小块。

2 锅中注清水烧开，倒入玉米粒、马蹄肉，加入少许食用油、彩椒、2克白糖，煮至断生后捞出。

3 用油起锅，倒入葱段，爆香，放入焯好的食材，炒匀，放入核桃仁，炒匀炒香。

4 加入盐、2克白糖、水淀粉，翻炒均匀，至食材入味即可。

马蹄玉米炒核桃

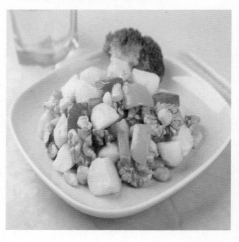

【调理功效】玉米中含有镁，能提高机体抗病能力，促使体内废物排出体外。

山茱萸

【性味】性微温，味酸

【归经】归肝、肾经

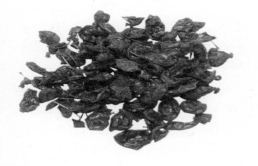

养 肾 功 效

山茱萸有补益肝肾、涩精固脱的功效，对治疗肝肾亏损所致的眩晕耳鸣、腰酸等症及由于肾阴不足所致的遗精、尿频等症有明显疗效。

食 用 禁 忌

①素有湿热、小便不利者不宜用本品。

②与桔梗、防风、防己不能同时食用。

最 佳 搭 配

✓山茱萸+防风、黄芪 ▶ 可用于自汗、盗汗食疗方

✓山茱萸+党参+五味子 ▶ 可用于体虚多汗食疗方

【原料】山茱萸、五味子、益智仁各10克

【制作】

1 砂锅置于火上，注入适量清水，倒入备好的山茱萸、五味子。

2 放入备好的益智仁，用汤勺搅拌均匀，使食材散开。

3 加盖，用大火煮开后转小火续煮30分钟至药材有效成分析出。

4 揭盖，关火后盛出煮好的药膳茶，装入备好的杯中。

5 待稍微放凉后即可饮用。

山茱萸五味子茶

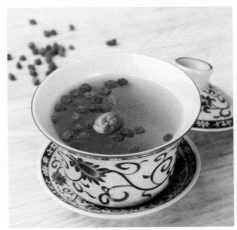

【调理功效】山茱萸具有补益肝肾、壮阳壮腰、散热发汗等功效，对于体虚乏力、筋骨酸痛等情况均有改善作用。

五味子

【性味】性温，味甘、酸

【归经】归肺、心、肾经

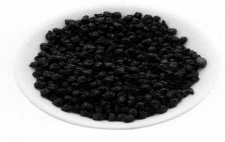

养肾功效

五味子有益气生津、敛肺滋肾、补益肾气的功效。慢性肾病患者多有肾阴不足的表现，如腰膝酸软、五心烦热、舌燥咽干等，食用五味子可以有效地改善这些症状。

食用禁忌

①外有表邪、内有实热或咳嗽初起、麻疹初发者禁服。
②肝火旺盛者不宜食用。

最佳搭配

▽五味子+核桃仁 ▶ 防治肾虚耳鸣
▽五味子+鳝鱼 ▶ 保肝护肾

【原料】五味子10克，桂圆肉20克，水发大米150克，白糖15克

【制作】

1 砂锅中注入适量清水，用大火烧开，放入洗净的五味子。

2 盖上盖，煮20分钟至其析出有效成分；揭盖，捞出五味子。

3 倒入洗好的桂圆肉、大米，用勺轻轻搅拌。

4 盖上盖，用小火煮约30分钟至食材熟软。

5 揭开盖，加入白糖，拌匀，煮至白糖溶化即可。

五味子桂圆粥

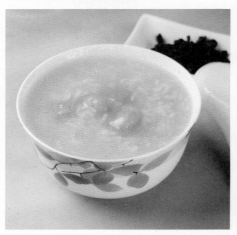

【调理功效】五味子具有益气生津、补肾宁心、健脑益智等功效。有肺虚喘咳、梦遗滑精等症者可适量食用。

人参

【性味】性平、微温，味甘、微苦

【归经】入脾、肺经

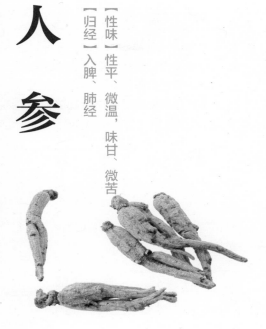

养 肾 功 效

人参具有补益肾气的作用。其含有的人参多糖具有升高血液的红细胞和血红蛋白水平，增强免疫功能，增加尿肌酐的排泄量，双向调节血压等功能，对慢性肾功能衰竭患者的神疲乏力、少气懒言、面色萎黄无华、眼睑及唇甲苍白等症状具有较好的治疗效果。

食 用 禁 忌

高血压患者不宜食用人参。

最 佳 搭 配

✓人参+山药 ▶ 降低胆固醇

✓人参+鸡肉 ▶ 益气填精、养血调经

【原料】猪腰200克，人参、当归各5克，姜片少许，料酒12毫升

【制作】

1 处理好的猪腰切开，去除筋膜，再切成小片，备用。

2 砂锅中注清水烧热，倒入备好的当归、人参、姜片。

3 再倒入猪腰、料酒，搅拌均匀。

4 盖上盖，用中火煮约20分钟至食材熟透。

5 揭盖，搅拌片刻，关火后盛出即可。

人参当归煲猪腰

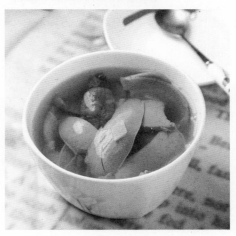

【调理功效】猪腰常用于补肾，搭配人参、当归煲成药膳，对腰酸、四肢发冷、畏寒等肾虚症状有改善作用。

黄芪

【性味】性微温，味甘

【归经】肺、脾、肝、肾经

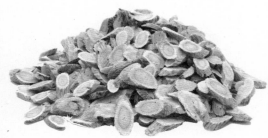

养 肾 功 效

黄芪含皂苷、蔗糖、多糖、多种氨基酸、叶酸及硒、锌、铜等多种营养成分，有调节机体免疫功能、促进血液循环、改善肾脏缺血、延缓肾功能损害、补益肾气的作用，适宜肾病患者食用。

食 用 禁 忌

①不能与藜芦、防风、五灵脂同时食用。
②表实邪盛、气滞湿阻、食积停滞者不宜食用。

最 佳 搭 配

√黄芪+猪肝 ▶ 补气、养肝、通乳
√黄芪+银耳 ▶ 白细胞减少症者的食疗方

【原料】鸡肉块550克，陈皮、黄芪、桂皮各适量，姜片、葱段各少许，盐2克，鸡粉1克，料酒7毫升

【制作】

1 锅中注清水烧开，放入鸡肉块，淋上3毫升料酒，余去血渍，捞出。

2 砂锅中注入适量清水烧热，放入黄芪，撒上姜片、葱段。

3 倒入洗净的桂皮、陈皮，放入余好的鸡肉块，淋入4毫升料酒，拌匀。

4 盖上盖，大火烧开后改小火煮约55分钟，至食材熟透。

5 揭盖，加入盐、鸡粉，拌匀调味，略煮，至汤汁入味即可。

黄芪鸡汤

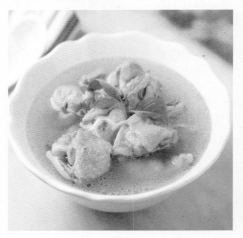

【调理功效】陈皮具有健脾和胃、降逆化痰的功效，主治脾胃气滞、食欲不振，急性肾盂肾炎患者食用尤佳。

锁阳

[性味] 性温，味甘

[归经] 归脾、肾、大肠经

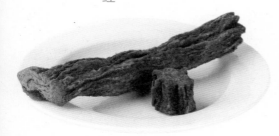

养 肾 功 效

锁阳有补肾阳、益精血、润肠通便的功效，可用于肾阳不足、精血亏虚、腰膝痿软。

食 用 禁 忌

大便溏薄者、性功能亢进者忌服。

最 佳 搭 配

✓ 锁阳+大米 ▶ 补益肝肾、强壮腰膝

✓ 锁阳+白酒 ▶ 益精血、通便

【原料】鸡肉块400克，锁阳15克，红枣25克，姜片少许，料酒20毫升，盐3克，鸡粉2克

【制作】

1 锅中注入适量清水烧开，倒入洗净的鸡肉块，淋入10毫升料酒，拌匀，汆去血水，捞出，装盘备用。

2 砂锅中注清水烧开，放入备好的姜片、红枣、锁阳，倒入鸡肉块，淋入10毫升料酒，搅拌匀。

3 盖上盖，用小火炖煮1小时至鸡肉熟透；揭开盖，放入盐、鸡粉，搅拌均匀，略煮片刻至食材入味，关火后把煮好的食材盛出，装入碗中。

锁阳红枣鸡

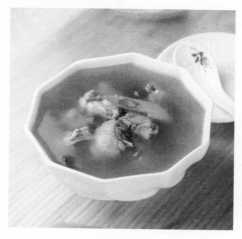

【调理功效】锁阳可平肝补肾、益精养血、润肠通便，治疗气血不足造成的不孕症。

肉苁蓉

【性味】性温，味甘、酸

【归经】归肾、大肠经

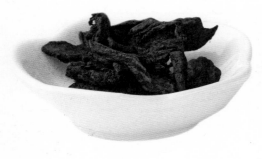

养 肾 功 效

肉苁蓉具有温补肾阳、益精血、润肠通便的功效，可用于肾阳虚衰、精血亏损、阳痿、遗精、腰膝冷痛、耳鸣目花、尿频、崩漏、不孕不育、肠燥便秘。

食 用 禁 忌

①胃弱便溏、实热便秘者忌服。
②忌用铜、铁煎煮。

最 佳 搭 配

✓肉苁蓉+羊肉 ▶ 补肾壮阳、益精
✓肉苁蓉+猪腰 ▶ 补肾益精、延年益寿
✓肉苁蓉+何首乌 ▶ 润肠通便

【原料】净鲈鱼350克，肉苁蓉15克，枸杞8克，姜片、葱段各少许，料酒4毫升，盐2克

【制作】

1　将处理干净的鲈鱼背部切开，装盘，填入部分姜片、葱段，撒上盐，淋入料酒，抹匀，腌渍约30分钟，备用。

2　去除姜片、葱段，将鲈鱼放入蒸盘，放上余下的姜片、葱段，再放上肉苁蓉、枸杞。

3　蒸锅上火烧开，放入鲈鱼，盖上盖，用中火蒸约20分钟至熟。

4　揭盖，关火后取出蒸好的鲈鱼，拣出姜片、葱段即可。

肉苁蓉蒸鲈鱼

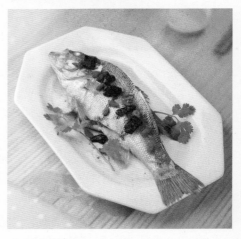

【调理功效】肉苁蓉为平补佳品，适合长期进补，凡肾阳不足、男子阳痿者可适量进补。

补骨脂

【性味】性温，味辛

【归经】归肾、心包、脾、胃、肺经

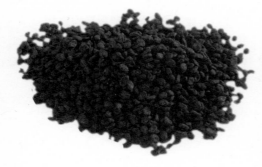

养 肾 功 效

补骨脂具有温补肾阳、纳气、止泻的效果，可用于阳痿遗精、遗尿、尿频、腰膝冷痛、肾虚作喘、五更泄泻等病症。补骨脂提取物还可显著增强免疫力，对肾病病情恢复有利。

食 用 禁 忌

①便结者不宜服用。

②孕妇慎用。

③与甘草不能同食。

最 佳 搭 配

√补骨脂+青盐 ▶ 滋肝补肾

√补骨脂+蛤蚧 ▶ 可用于肾虚阳痿

【原料】补骨脂6克，姜片12克，牛肉200克，盐、鸡粉各2克，料酒16毫升

【制作】

1 洗好的牛肉切厚片，再切成条，改切成丁。

2 锅中注入适量清水烧开，倒入牛肉丁，加入8毫升料酒，搅匀，煮至沸，汆去血水，捞出，沥干备用。

3 锅中注清水烧开，倒入牛肉丁、姜片、补骨脂，搅拌均匀，淋入8毫升料酒，煮至沸。

4 盖上锅盖，用小火炖90分钟，至食材熟透；揭盖，加盐、鸡粉拌匀，关火后盛出即可。

补骨脂炖牛肉

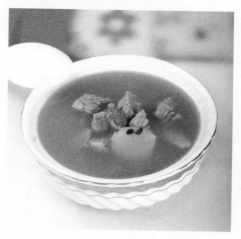

【调理功效】补骨脂有补肾壮阳、固精缩尿、温脾止泻等功效，适用于肾虚冷泻、遗尿、滑精等症。

芡实

【性味】性平，味甘

【归经】入脾、肾经

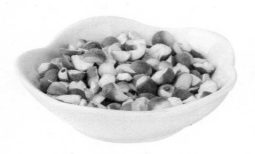

养 肾 功 效

芡实具有滋补强壮、补中益气、固肾涩精的功效，为滋养强壮性食物，可以改善肾病患者食欲不振、恶心、呕吐的症状。

食 用 禁 忌

便秘、尿赤者及妇女产后皆不宜食。

最 佳 搭 配

✓芡实+猪肉 ▶ 治神经痛、关节痛
✓芡实+银耳 ▶ 固肾涩精、补脾止泻

【原料】红枣15克，芡实150克，核桃仁35克，白糖少许

【制作】

1. 洗净的红枣对半切开，去核。

2. 取豆浆机，倒入红枣、核桃仁、芡实，注入适量清水，至水位线即可，加入少许白糖。

3. 盖上豆浆机机头，选择"快速豆浆"，再选择"启动"键，开始打糊。

4. 待豆浆机运转约15分钟，即成芡实核桃糊，打开豆浆机机头，将芡实核桃糊倒入碗中即可。

芡实核桃糊

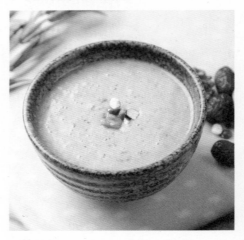

【调理功效】核桃具有开胃润肠、促进新陈代谢等功效，可缓解急性肾盂肾炎患者食欲不振、恶心等症状。

金樱子

【性味】性平，味酸、涩

【归经】归脾、肾、大肠、膀胱经

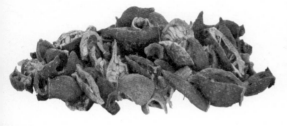

养 肾 功 效

金樱子中含有大量的酸性物质和皂苷，具有制约膀胱括约肌，延长排尿时间间隔，增加每次排出尿量的作用，可用于肾病患者小便频数之症，起固肾涩精作用。

食 用 禁 忌

感冒发热、糖尿病、便秘及实火邪热者忌服。

最 佳 搭 配

√金樱子+党参 ▶ 可用于脾肾亏虚
√金樱子+蜂蜜 ▶ 可用于早泄滑精

【原料】鲫鱼400克，金樱子20克，姜片、葱花各少许，料酒10毫升，盐3克，鸡粉2克，胡椒粉1克，食用油适量

【制作】

1 用油起锅，放入处理干净的鲫鱼，煎约3分钟至其呈焦黄色。

2 放入姜片，淋入料酒，加入适量开水，放入金樱子、盐、鸡粉，拌匀调味。

3 盖上盖，用小火焖约10分钟至食材熟透；揭开盖，放入胡椒粉，搅拌匀，关火后盛出煮好的汤，撒上葱花即可。

金樱子鲫鱼汤

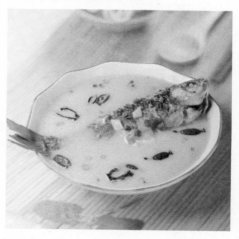

【调理功效】金樱子含有大量酸性物质和皂苷，具有延长排尿时间间隔、增加每次排出尿量的作用。

桑寄生

【性味】性平，味苦

【归经】归肝、肾经

养 肾 功 效

桑寄生能减轻病变机体的免疫损伤，改善肾小球滤过膜的通透性，从而达到促使病变肾脏修复的目的，可滋补肾阴。

食 用 禁 忌

桑寄生性缓气和，可升可降，一般人均可服用，并无所忌。

最 佳 搭 配

√桑寄生+鸡蛋 ▶ 补益肝肾、强壮筋骨

√桑寄生+猪骨头+杜仲 ▶ 防治腰酸背痛

【原料】桑寄生20克，续断10克，连翘10克，鸡脚400克

【调料】蜜枣2颗，盐3克

【制作】

1 桑寄生、连翘、续断、蜜枣洗净。

2 鸡脚洗净，斩件，入沸水中氽烫。

3 将1600毫升清水放入瓦煲内，煮沸后加入除盐以外的用料；大火煲开后，改用小火煲2小时，加盐调味。

桑寄生续断鸡脚汤

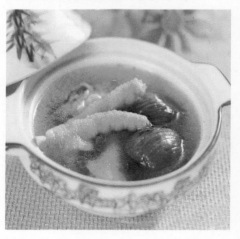

【调理功效】本品有滋补肾阴的功效。

莲子

【性味】性平，味甘、涩，无毒

【归经】归脾、肾、心经

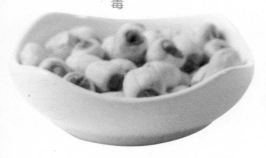

养肾功效

莲子具有养心安神、消除疲劳、固肾涩精的功效，肾病患者食用尤为适宜。

食用禁忌

①中满痞胀及大便燥结者忌服。

②莲子不能与牛奶同服，否则会加重便秘。

最佳搭配

√莲子+红薯▶通便、美容

√莲子+猪肚▶补气血

【原料】水发干贝、莲子各15克，冬瓜800克，盐、鸡粉各1克，料酒5毫升

【制作】

1 水发干贝撕成丝。

2 冬瓜去瓤、去皮，切成大块。

3 砂锅中注入适量清水，倒入干贝丝、泡过的莲子、切好的冬瓜。

4 加入料酒，拌匀。

5 加盖，用大火煮30分钟至熟软。

6 揭盖，加入盐、鸡粉，拌匀。

7 关火后盛出煮好的菜肴，装在碗中即可。

莲子干贝煮冬瓜

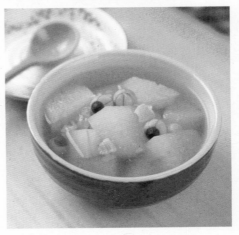

【调理功效】干贝有滋阴补肾的功能，肾病综合征患者食用有降血压、降胆固醇、补益身体的作用。

何首乌

【性味】性微温，味苦、甘、涩

【归经】归肝、肾经

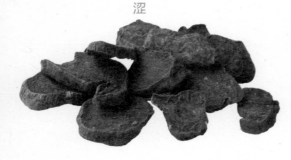

养 肾 功 效

何首乌有补肾填精、乌须发、强筋骨的功效，可用于血虚、头昏目眩、心悸、失眠、肝肾阴虚之腰膝酸软、耳鸣、遗精、肠燥便秘等症，适宜肾病患者食用。

食 用 禁 忌

①大便溏薄者忌食。
②忌用铁器煎煮。

最 佳 搭 配

☑何首乌+乌鸡▶增强药效
☑何首乌+乌鳢▶强身健体、延缓衰老

【原料】何首乌、泽泻、丹参、绿茶各适量

【制作】

1 何首乌、泽泻、丹参均洗净备用。

2 把所有材料放入锅里，加水共煎15分钟。

3 滤去渣后即可饮用。

何首乌茶

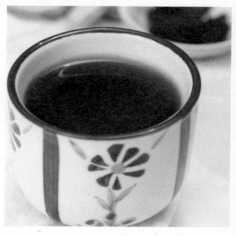

【调理功效】何首乌有补肾填精、乌须发、强筋骨的功效。